POR QUÉ SUFRIR

JOSÉ MIGUEL IBÁÑEZ LANGLOIS

POR QUÉ SUFRIR
El sentido trascendente del dolor

EDICIONES RIALP
MADRID

© 2024 *by* José Miguel Ibáñez Langlois
© 2024 *by* EDICIONES RIALP, S. A.,
Manuel Uribe 13-15 - 28033 Madrid
(www.rialp.com)

Preimpresión: produccioneditorial.com

ISBN (edición impresa): 978-84-321-6820-8
ISBN (edición digital): 978-84-321-6821-5
ISBN (edición bajo demanda): 978-84-321-6822-2
ISNI: 0000 0001 0725 313X
Depósito legal: M-14941-2024
Impreso en Anzos, S. L., Fuenlabrada (Madrid)

ÍNDICE

Introducción 9

I.   Intentos de solución 15
     1. El budismo 15
     2. El estoicismo 24

II. Dios y el dolor humano 31
     1. La Bondad divina y el sufrimiento................. 31
     2. Libertad y pecado, premio y castigo 50

III. El sentido cristiano del dolor 65
     1. Jesucristo redentor 65
     2. El misterio de la cruz 71

IV. Quiero lo que quieras 93
     1. El dolor como un hecho natural.................... 93
     2. La voluntad de Dios y el dolor...................... 106
     3. La Providencia divina y el dolor.................... 123

V. Contratiempos y mortificaciones.............. 139
    1. Contrariedades de cada día 141
    2. La mortificación activa 152
    3. Primero, caridad con humildad..................... 170

VI. El buen sufrir... 187
    1. Por amor al prójimo 187
    2. Con misericordia y humildad 202
    3. Tristeza, miedo, autocompasión 217
    4. La resiliencia y la humillación..................... 228

VII. Enfermedad, vejez y muerte 243
    1. La enfermedad.. 243
    2. La vejez y la muerte 253

Conclusión.. 271

INTRODUCCIÓN

LA PRETENSIÓN DE CONOCER y dar a conocer el sentido del sufrimiento es una temeridad grande, rayana en la insensatez. Pero el no intentarlo siquiera parece una cobardía de la inteligencia cristiana, ante la necesidad y la grandeza del desafío.

Cuando alcanza un cierto grado de intensidad, el dolor suele ir acompañado de la pregunta: por qué, para qué. Estas páginas aspiran a arrojar *alguna luz* sobre la gran interrogante, a partir de la sabiduría superior de la humanidad, y sobre todo de su más alta cumbre, Jesús de Nazaret.

No espere el lector un ensayo formal ni un tratado sobre el sufrimiento. Los hay excelentes, como *El problema del dolor* de C. S. Lewis o *La cruz del cristiano* de Pie Regamey. El fin de esta obra es más modesto, y también más práctico. Contiene algunas consideraciones básicas sobre el problema —sobre el *misterio* del dolor—, que son indispensables para vislumbrar su sentido; pero aborda sobre todo las adversidades más comunes del género humano: las contrariedades diarias, el dolor físico, los padecimientos del ánimo, la enfermedad, la pobreza, el desamor, la injusticia, los conflictos familiares, los antagonismos sociales, la soledad, la calumnia, el fracaso, la derrota, la cárcel, las penas de los seres amados, la vejez y sus achaques, la inminencia de la muerte... y otras varias penurias de la condición humana.

Ante cada una de estas situaciones se sugieren positivamente los recursos —humanos y teologales— que poseemos para afrontarlas, y para alcanzar en medio de ellas la *paz interior*, e incluso la alegría. A esa tarea se dedican los tres capítulos finales del libro, que ocupan la mitad de su extensión, y que podrían titularse así: sugerencias para personas creyentes que sufren mucho o poco, que quieren hacerlo con más sentido y fruto, y que no siempre saben cómo conseguirlo.

Pero esta finalidad práctica no sería posible sin aquellos fundamentos doctrinales, que se expondrán aquí sin tecnicismos ni erudición. Y será natural que la lectura se torne gradualmente más fácil con el correr de las páginas, al pasar de esos cimientos generales a los casos prácticos. Por lo demás, al carácter divulgativo de este libro corresponde su lenguaje llano y directo, al alcance de cualquier lector sin conocimientos previos.

He ilustrado algunas ideas generales con pequeños episodios biográficos, sobre todo de personajes célebres: parábolas, ejemplos, anécdotas. Y por la misma razón he incluido, cuando me pareció que venían al caso, fragmentos de poesía de grandes autores, que expresaban esas ideas con la fuerza de la palabra poética. En cambio, para hacer más ágil la lectura, me he abstenido casi siempre de citar a otros autores sobre el tema, por sobresalientes que puedan ser.

El título —por qué sufrir— encierra dos sentidos distintos pero complementarios: primero, por qué hay tanto dolor en el mundo, y luego, qué fin tiene, para qué, es decir, *qué espera Dios* de nosotros cuando sufrimos. Las respuestas a estas dos preguntas están enlazadas entre sí, y como tales nos haremos cargo de ellas.

El término "dolor" apunta más bien a lo físico, y el "sufrimiento" connota más bien lo psíquico y lo moral. Pero como el distingo es solo de matices, con la mayor frecuencia son intercambiables. Usaremos aquí ambos términos en forma equivalente. Lo mismo haremos con las demás voces que solo se diferencian por su cariz: padecimiento, pesar, pena, penuria, pesadumbre, aflicción, tribulación, angustia, adversidad, desconsuelo, desgracia, infortunio, congoja, contratiempo… Algo dice sobre la profundidad del fenómeno esta riqueza de sus expresiones.

Y lo mismo indican tantos parlamentos habituales de la conversación humana: quejas, interrogantes, cuestionamientos del sentido del dolor. Me limitaré a algunos ejemplos más comunes: —¿Qué mal he hecho yo para que esta desgracia me pase a mí? —¿Por qué a mí precisamente? —¿Por qué son tan breves los momentos felices, y tan largos los tiempos tediosos? —Estas calamidades no ocurrirían si Dios existiera, o bien, si fuera misericordioso. —Después de todo, ¿para qué sirve sufrir? —Esto que me pasa no tiene ningún sentido. —Hay motivos de sobra para ser ateo o agnóstico. —Ya lo decía yo: esta situación era demasiado feliz como para durar más. —Si

11

las cosas son así, más valiera no haber venido al mundo.

—Pero cómo es posible que sufran los inocentes, ¡y los niños! Etc.

Si de estas *frases* comunes pasamos a los *hechos*, al inmenso panorama del dolor en el mundo, así sea a vuelo de pájaro, se nos presentan de inmediato mil desgracias: el poder destructivo de las catástrofes naturales, las guerras continuas que azotan el planeta, las enfermedades de toda especie —sobre todo las epidemias y las pandemias—, la desigualdad y la pobreza y la extrema pobreza en tantos países, las ideologías erradas que intentan gobernar el mundo, las migraciones de pueblos enteros que huyen del hambre o de la persecución, el dolor que los seres humanos nos causamos unos a otros, las penas de amor y los desengaños del corazón, el tupido velo que nos oculta el futuro… Y así hasta donde queramos.

Se entiende entonces que no haya ser humano a quien la vida no acose con esta inexorable pregunta: ¿por qué y para qué tenemos que sufrir? Pueden pasar años de inconsciencia o de frivolidad sin que esa pregunta se presente, pero incluso una conciencia adormecida o superficial, ante una crisis más dramática o una aflicción más aguda, se verá forzada a plantearse las cuestiones más elementales de la existencia: por qué vivir, por qué sufrir, por qué este infortunio me toca justo a mí… Puede que esa persona no tenga respuesta alguna que darse, sobre todo si no cree en *Alguien* a quien preguntar, pero la pregunta misma subsiste, y acosa al espíritu penosamente, y quizá todavía más cuando no se tiene contestación.

Estas premisas nos señalan desde la partida un hecho básico: el sufrimiento no es un simple *problema*, es un *misterio.* Un problema está *ante* nosotros, y se puede resolver con una adecuada operación de la inteligencia; un misterio nos envuelve y compromete, posee un fondo insondable, y apela a las profundidades últimas del ser humano, sea él cristiano o politeísta o agnóstico o nihilista o indiferente. Mayor razón hay, pues, para asomarnos al abismo del dolor en busca de su sentido. Lo haremos desde una premisa fundamental, que al mismo tiempo es la conclusión de una experiencia vital: el misterio del dolor se nos revela en el misterio de Cristo. Queda por discernir cómo se articulan ambos misterios.

En el orden existencial, nuestras consideraciones apuntan a un desafío que dura la vida entera: aprender a sufrir con serena confianza en la divina Providencia, y unidos por amor a Cristo crucificado. Se sufre así con más sentido, con más paz e incluso con alegría en la vida presente, y con más apertura hacia nuestros prójimos, por quienes ofrecemos nuestras adversidades en la Comunión de los santos.

I.
INTENTOS DE SOLUCIÓN

1. El budismo

El carácter espiritual y práctico de este escrito no nos dispensa de exponer los antecedentes históricos del problema del sufrimiento en la vida humana. Pero el lector que quiera entrar en materia directamente puede saltarse este capítulo inicial, que me parece conveniente aunque no indispensable.

Las interrogantes de la conciencia personal se suelen proyectar sobre las ideas generales del pensamiento. No hay sabio que no se haga la misma pregunta sobre el sufrimiento del género humano. Para la doctrina que sea —llámese filosofía, concepción del mundo, ideología, creencia, religión o mística—, el problema del dolor es su piedra de tope o... su piedra de escándalo. Así ocurre desde Buda, Lao-Tsé o Sócrates hasta Dostoievski, Kierkegaard o Byung-Chul Han. Y mal puede llamarse *sabiduría* a aquella que no ofrezca, siquiera sea oscuramente, alguna salida a este laberinto existencial.

Por desgracia el pensamiento *contemporáneo* adolece, en términos generales, de un lamentable vacío sobre esta interrogante.

Pasaremos revista —en forma sumaria— a las principales respuestas que en la historia se han dado a la pregunta por el dolor. En lo esencial, ellas pueden agruparse en tres grandes familias: el budismo oriental, el estoicismo griego y romano, y el vasto espacio del monoteísmo, pero dentro de él, sobre todo la fe cristiana.

Fuera de esos tres ámbitos, y con la salvedad de algunos pensadores dispersos —pocos— que se han planteado el problema, su *ausencia* gravita hoy pesadamente sobre nosotros en las direcciones dominantes del cientifismo, el materialismo, el idealismo, el pragmatismo, los variados reduccionismos psicológicos, biológicos o lingüísticos, el escepticismo agnóstico, las filosofías del absurdo, y el nihilismo con su patética rebelión, que no es propiamente una respuesta, sino más bien la negación del sentido de la vida y, por eso mismo, el sinsentido del dolor.

Entre quienes han buscado su sentido a lo largo de la historia, Buda se alza en la antigüedad como una figura admirable y como un obligado punto de referencia. Y el budismo —en sus múltiples formas desde el siglo VI o V a. C. hasta hoy— es una alta sabiduría de la vida, que llama a sus adeptos a la meditación y a la práctica de valiosas virtudes morales. A pesar de su ateísmo, se lo suele contar entre las religiones por el intenso anhelo de *salvación* que lo atraviesa.

¿Salvación de qué? De ese mal que afectaría a todo lo viviente: el dolor. La vida humana, de nacimiento a muerte, sería sufrimiento. Aunque Rubén Darío esté lejos de ser budista, citaré unos versos suyos que expresan bien esa concepción del mundo:

Dichoso el árbol, que es apenas sensitivo,
y más la piedra dura, porque esa ya no siente,
pues no hay dolor más grande que el dolor de ser vivo,
ni mayor pesadumbre que la vida consciente.

Buda se pregunta de dónde le viene a la vida esa condición dolorosa. Y piensa que el origen del dolor sería *el deseo*, la concupiscencia, el ansia de vivir y de gozar. Nuestros deseos sensitivos y vitales, nuestros apetitos, anhelos, ambiciones y afanes son todos vanos: nos engañan o nos intoxican, y al frustrarse dan origen al dolor. El deseo es la causa del sufrimiento. Luego para liberarse del dolor hay que apagar el deseo. ¿Cómo? Mediante la meditación, el yoga, los ejercicios mentales y corporales, y las prácticas ascéticas de privación y dominio de las inclinaciones.

El camino de superación que nos propone el budismo es, pues, múltiple. Consta en primer lugar de las distintas formas y grados de meditación, que buscan un estado de concentración, quietud y lucidez de la mente, separado de las seducciones y turbulencias de este mundo. Se trata de ejercicios encerrados en la propia mente, que no trascienden a la persona ni se dirigen a *Nadie*. Al carecer de un contenido real y trascendente —¡oración!—, parecen algo así como una mera disciplina mental o una gimnasia psicofísica superior y altamente cualificada. A veces se los compara con el ejercicio de autoayuda llamado *mindfulness* y otros análogos —versiones de segunda mano—, que en Occidente no ocultan su influencia oriental.

Al mismo tiempo, el budismo fomenta el ejercicio de múltiples y admirables virtudes que, sin perjuicio de su originalidad, tienen bastante en común con las que postulan otras filosofías y religiones. Un papel original y muy destacado de su ética y espiritualidad es el que juega la *compasión* hacia todo lo viviente: hacia todo lo sufriente por el solo hecho de serlo. Se recomienda, por ejemplo, no matar ni siquiera un insecto.

En cambio, Buda careció de la dimensión de ese deseo desinteresado y puro que es el *amor*, el amor de donación, *charitas*, *ágape*, pieza capital cuya ausencia será responsable de las limitaciones finales del budismo.

Porque el propósito final de sus virtudes es, lo mismo que la meditación, *inmanente*, no abierto a trascendencia alguna; es la anulación del deseo y su consecuencia, la máxima atenuación del dolor de vivir. Como Rubén Darío, tampoco Amado Nervo es budista, pero hace suyo ese principio:

> *Las angustias nos vienen del deseo; el edén*
> *consiste en no anhelar, en la renunciación*
> *completa, irrevocable, de toda posesión;*
> *quien no desea nada, dondequiera está bien.*

Según los seguidores de Buda, el yo humano no es una identidad subsistente: es solo un conjunto de *fenómenos* entrelazados. Por eso lo que *nosotros* llamamos persona, sujeto, conciencia, alma, espíritu, tras la muerte del hombre tiene, para el budismo, la fluida capacidad de transmigrar de cuerpo en cuerpo, de vida en vida. La individualidad personal sería una ilusión.

El budismo comparte entonces, con el hinduismo y otras religiones orientales, la creencia en la *metempsicosis*: en la serie de las sucesivas reencarnaciones del *fenómeno yo*. En cada una de esas vidas se recibe la retribución por la conducta de la vida anterior, según la ley del *kharma*, ley de la causalidad moral y, por tanto, de la responsabilidad: nuestros actos tienen consecuencias. Cuanta más virtud se alcanzó en la vida, más alto es el grado de la reencarnación siguiente en la jerarquía de los seres vivos; y cuanta menos virtud, más bajo es el inicio de la nueva existencia. Incluso puede haber reencarnación del sujeto en la vida de un animal cualquiera.

Este proceso continúa tantas veces como sean necesarias para alcanzar la pureza moral completa, es decir, la extinción de todo deseo. Una vez cumplidas todas esas vidas y muertes, el "hombre" —por llamarlo así todavía— está en condiciones de ingresar al *nirvana*. Se designa con ese nombre un estado final de quietud y serenidad plena, que no debe confundirse con la inmortalidad del alma, puesto que ya no hay alma ni persona que sobreviva. La ilusión del individuo humano —*mara*— se desvanecería del todo en el nirvana.

Ese estado místico definitivo, meta suprema de la vida, no contiene deseo ni sufrimiento alguno: deja atrás toda ilusión de realidad. Al no consistir en ninguna actividad o estado de un sujeto humano personal, y al no guardar relación alguna con Dios ni dioses, para nuestra mentalidad occidental es en extremo difícil distinguir el nirvana de la *nada* a secas, si bien para el budismo significa *algo*:

significa lo *esencial* de su creencia. Ese estado final nos libraría del deseo, del dolor, de la conciencia personal, de la ilusión del mundo y, sobre todo, de la cadena de las reencarnaciones: del penoso *río* de las reencarnaciones, como suele decirse.

En este punto debemos advertir que la existencia de tales reencarnaciones —la metempsicosis— es una suposición que carece de todo fundamento real: no hay experiencia alguna que avale esas vidas anteriores a nuestro nacimiento. El recuerdo que algunas personas creen tener de una vida precedente —o de sus coincidencias con la vida actual— se parece al recuerdo de lo que hemos soñado, y es aun menos que eso. La verdadera *ilusión* no es, pues, la persona humana, única e intransferible, sino que está en aquellas fantasmagóricas vidas preexistentes y futuras. Con más fantasía que experiencia escribió Amado Nervo:

> *Yo fui un sátrapa egipcio de rostro de esfinge.*
> *Fui rey merovingio de barba florida.*
> *Más tarde, trovero de nobles feudales.*

Con la misma razón podría pensar uno que un tiempo fue *homo neardenthal,* después un gato, y por último el escudero de un caballero andante. Algunos poetas han fantaseado a gusto con imágenes de este tipo, pero la inexorable muerte —"los hechos, los porfiados hechos"— las reduce a mera fantastiquería estética. No venimos de ninguna existencia anterior, y después de morir no sobrevivimos en ningún organismo posterior. Lo que sabemos con certeza es que cada ser humano vive y muere una sola vez en este mundo. Fuera de la cultura del Hindi, o en todo caso del extremo Oriente, compartimos esta certidumbre de una vida *única* en este mundo tanto los creyentes como los ateos, tanto los idealistas como los materialistas.

Julien Green escribió en su *Diario* que, tras abandonar la fe cristiana de su infancia, se interesó por la creencia en las reencarnaciones, que le presentaba ciertas *ventajas* morales, y que en cierto modo hizo suya; pero que despertó de ese sueño ante la brusca evidencia de que se estaba jugando el todo por el todo —la salvación eterna— en los pocos años que durara su *única* vida: tenía *una* sola, la que estaba viviendo; solo un puñado de años para decidir su suerte eterna.

Si la razón de ser del *kharma* es la purificación moral de las faltas pasadas, necesaria para alcanzar el nirvana, ¿cómo se pueden expiar en la reencarnación siguiente las faltas —ajenas y completamente desconocidas— de una existencia anterior? ¿Es que se trata de una expiación inconsciente, es decir, mecánica? Este equívoco proviene de la negación de la *persona* humana como un ser irrepetible y único.

En cuanto al dolor, debemos decir en primer lugar que el mal del ser humano no consiste en *sufrir,* sino en *pecar.* Lo que debe combatirse no es el deseo sino el pecado. Y en cuanto al significado del dolor, si se lo considera intrínsecamente negativo, no puede tener ningún sentido en sí mismo.

Con respecto al deseo, junto con el budismo todos conocemos la multitud de adversidades y desdichas que traen al mundo los deseos *desordenados*: las ambiciones, las codicias y avaricias, las pasiones e incontinencias de la carne, el afán de poder, la desmedida afirmación del propio yo, el egoísmo, el orgullo y la soberbia…

Y lo más rescatable de la enseñanza de Buda es precisamente el dominio de los sentidos, impulsos, afanes y sentimientos: lo que nosotros solemos llamar ascética, mortificación, renuncia, penitencia. Pero ese dominio de los apetitos por parte de la voluntad no es un patrimonio exclusivo del budismo: forma parte de una extensa tradición moral, que incluye tanto la ética aristotélica como el estoicismo, tanto la Torá judía como los Evangelios cristianos.

Y en esos contextos, sean filosóficos o religiosos, no se practica este dominio de sí mismo porque se busque erradicar así el dolor, o ni siquiera disminuirlo. Se lo practica porque *se debe*, porque así lo exigen la naturaleza humana y la ley de Dios, el amor a Dios y al prójimo, aunque de paso, y como por añadidura, ese ejercicio ascético ahorre muchos dolores a quienes lo cultivan.

Por eso mismo, una cosa es ordenar los deseos naturales, enderezarlos y conducirlos a sus fines propios según la medida de la razón y de la ley moral, y otra cosa distinta es intentar su extinción o su apagamiento: después de todo, el desear forma parte de la naturaleza humana. Nuestros deseos pueden ser buenos o malos según su objeto, pero en sí mismos son inherentes a nuestro ser. Por eso su anulación es contraria a nuestra naturaleza: el ser humano está naturalmente *capacitado* para el sufrimiento, y también lo está para sacarle un partido ennoblecedor; no lo está, en cambio, para su abolición.

El marido desea a su mujer, el sediento desea el agua, el artista desea la belleza, el niño desea jugar, el científico desea la verdad, el accidentado desea sobrevivir, el lector desea leer, el enfermo desea sanar, el combatiente desea la victoria, el labrador desea la cosecha, la madre desea un hijo, el hambriento desea comer, el deportista desea triunfar, el ciego desea ver, el obrero desea su salario… y así hasta el infinito. Eso, *eso* es la vida. ¿Habría que trastornar su naturaleza? No se percibe qué aportaría a la condición humana el apagamiento de esos deseos. Y si bien casi toda ética tiene algo que decir sobre su dominio y ordenación, ninguna que sepamos postula su anulación, salvo el budismo.

Los impulsos vitales básicos sostienen y alimentan el dinamismo superior del espíritu humano. Nuestra vida sensitiva y volitiva, aunque no exenta de dolores, está llena de gozos altamente positivos. Pretender anular el deseo de ser, de vivir y de actuar es tanto como querer abolir al hombre mismo. A pesar de su profundidad y su nobleza, de su sabiduría y sus grandes valores espirituales, el budismo, llevado hasta las últimas consecuencias, y sin un Dios Creador a quien amar y servir, es como un ¡no! lanzado al rostro de la vida, y no nos entrega propiamente ningún *sentido* del dolor.

En los últimos tiempos ha crecido la *moda* budista en Occidente. Y digo moda porque, teniendo sin duda seguidores serios, que suelen pertenecer a los medios intelectuales, en muchos de sus adeptos no se divisa mayor aprecio por sus exigentes virtudes morales, ni por su arduo dominio de los deseos, ni por la profundidad de su meditación. Parecería que para ellos el atractivo de la teoría budista reside, de preferencia, en su ateísmo como forma de "espiritualidad" —palabra cada vez más imprecisa—, dotada incluso con un vago e inconexo toque de religiosidad.

2. El estoicismo

Más cercano al modo de pensar occidental es el estoicismo griego y romano, sobre todo el de Zenón de Citio, Epicteto y Séneca en los comienzos de nuestra era. A pesar de sus antecedentes filosóficos —Platón y Aristóteles, orientados al ser mismo de todas las cosas—, la Estoa se preocupó más bien del destino humano, de la adversidad y del dolor en nuestra existencia.

Según su doctrina, el mundo está regido por una ley cósmica universal. Llamar "Dios" a ese principio rector del cosmos es apenas un alcance de palabras, porque esa ley es idéntica al mundo mismo, es impersonal y ciega, nada sabe de nosotros, y todos los acontecimientos de la vida humana, regidos por ella, son un destino inexorable: el *fatum*, la fatalidad. Cuando ese destino contiene dolor y desgracia para el hombre, la actitud del sabio estoico es tomar conciencia de lo inevitable y, mediante un acto de libertad suprema, *plegarse* a la fatalidad. De este modo el hombre no es vencido por ella sino que, en cierto modo, se adueña serenamente de su destino, y se eleva como su vencedor.

Aunque pueda parecer lo contrario, el estoicismo no es un fatalismo. Fatalista es el hombre apático y pasivo, que abdica de su libertad y renuncia a actuar. El estoico, en cambio, es un sujeto moral libre y activo, que ejercita su razón y su libre albedrío, y mediante ese ejercicio cultiva la vida virtuosa, que consiste sobre todo en cuatro virtudes básicas: la sabiduría, la justicia, la templanza y el coraje.

Para el estoicismo, el mal consiste en padecer lo adverso *sin control* de sí mismo, sin ejercicio de las virtudes mencionadas, y bajo el imperio emocional de los sentimientos negativos, como el temor y la desesperanza. En buenas cuentas, el dolor no procedería tanto del acontecimiento adverso en sí mismo, como de la actitud emocional incorrecta con que se lo padece.

El *fatum* no impide a la razón distinguir entre lo controlable por el hombre y lo incontrolable. Esa distinción será esencial en relación con el ideal estoico: controlar *nuestra actitud* ante los hechos que *no controlamos*. Es sabio el que ejerce el autocontrol racional de su reacción ante lo fatal o inevitable, y mediante ese ejercicio renuncia a dominar las fuerzas que están más allá de su alcance. Nunca será el estoico una de esas personas que ansían controlar todos los acontecimientos.

Esta sabia actitud es posible gracias a las cuatro virtudes que hemos mencionado. Se notará su semejanza con las cuatro virtudes cardinales —prudencia, justicia, fortaleza y templanza— que tienen su antecedente en Platón, y que más tarde fueron ampliamente desarrolladas por la ética y la teología moral cristiana. Y no obstante la gran diferencia entre sus respectivos fundamentos doctrinales, no es esta la única influencia que el pensamiento cristiano debe agradecer al estoicismo. Nuestra idea de una ley moral universal —la ley natural— también posee dimensiones que son tributarias de la Estoa.

La aspiración humana a la felicidad es tan profunda, que hay cierta semejanza entre el *nirvana* del budismo y aquello que el estoicismo llama *ataraxia*. Esta última consiste en un estado de máxima serenidad que, a diferencia de la meta "ultraterrena" del budismo, se alcanza en *esta* vida —la única que tenemos— mediante el ejercicio racional y libre de aquellas cuatro virtudes que hemos mencionado. El que las practica, en efecto, aunque no alcance nunca la plena serenidad ataráxica, ni consiga triunfar de veras sobre el dolor, vivirá al menos una vida moral digna y valiosa, como lo muestran aquellos personajes de la antigüedad clásica que hicieron suya esa doctrina.

Dos poemas de los tiempos modernos expresan bien la actitud estoica. El primero, titulado *Invictus*, es de Henley:

> *Bajo la garra de las circunstancias*
> *yo no me he conmovido ni he llorado.*
> *Bajo las puñaladas del azar*
> *mi cabeza sangra pero no se inclina.*

Y los versos que siguen están tomados del famoso *If*, "Si", de Kipling, que no era estoico, pero sí lo fueron estas líneas:

> *Resistir cuando ya no hay nada en ti*
> *sino la voluntad*
> *que te dice ¡resiste!*

Hay algo muy noble y sabio en la voluntad estoica de no permitir que nada exterior a uno mismo lo pueda vencer. Su máxima esencial sería esta: que ninguna adversidad del destino pueda avasallarte. No habría que temer daño alguno, poder o fuerza que venga de fuera de sí mismo, si está uno en el temple espiritual adecuado para hacerle frente. Ese ideal se entiende mejor si lo expresamos en nuestros términos habituales de "hacer de la necesidad virtud".

Pero en último término no se resuelve así el problema del dolor, porque si esa necesidad es una fatalidad *ciega*, que nada sabe y nada quiere de nosotros, su aceptación es solo una admirable bravata de la libertad frente al destino. Si el *fatum* es impasible, indiferente, ciego y sordo a las aspiraciones humanas, en último término no se percibe qué sentido tenga sujetarse a él.

Un cristiano entenderá mejor lo que hace el sabio estoico, si lo compara con lo que hace él mismo ante un dolor inevitable: aceptarlo como un designio misterioso de la *divina Providencia* y del *Amor divino*, con la fe y la seguridad de que esa prueba es un designio sabio y amoroso, y encaminado a un bien mayor, aunque Dios nos lo mantenga oculto. El problema del estoico, todo lo admirable que pueda ser, es que para él no existe tal Providencia ni hay tal Dios: solo aquella fatalidad ciega, sin designio ni propósito alguno, que todo lo ignora del hombre y de sus anhelos, y que nada pretende de él. Diríamos que el estoico se está inmolando en un altar *vacío*.

Séneca compara al sabio con un capitán de barco que permanece impasible mientras la tempestad arrecia y el barco se hunde. Y también con una imagen marítima, Marco Aurelio aconseja enfrentar el dolor y la muerte como un roquerío contra el cual se estrellan sin cesar las olas sin inmutarlo. Como se ve, la ataraxia estoica se parece demasiado a la indiferencia, que nos hace estar en el mundo como ajenos a él, ya que el mundo, a su vez, es ajeno a la humanidad. Todo lo cual significa, en definitiva, una derrota frente al sufrimiento.

Ciertas escuelas del estoicismo descartan la compasión por el que sufre, porque —argumentan— solo agregaría dolor al dolor, es decir, duplicaría el sufrimiento, lo que carecería de sentido. Otras escuelas estoicas excluyen la compasión de una persona por el sufrimiento de otra, porque sería contraria a la compasión cosmopolita por el dolor universal, única forma admisible de ese sentimiento. Pero hay estoicos —sobre todo entre los romanos— que incorporan a su ética la compasión personal. No obstante, así expone Cicerón la doctrina de uno de los fundadores del estoicismo, Zenón de Citio:

> *El sabio no se mueve nunca por benevolencia.*
> *El sabio no perdona nunca el delito de nadie.*
> *Solo el tonto y el frívolo son misericordiosos.*
> *No es propio de un varón ser doblegado por súplicas.*

Otro hecho que manifiesta la debilidad del estoicismo es el escape del suicidio como parte integrante de su ética, cuando la persona no consigue dominar el sufrimiento —dominarse a sí misma ante el sufrimiento—, sino que es dominada por él. En tal caso se permite, o incluso se recomienda, tirar del mantel de la mesa donde se juega la partida del vivir, que es la peor manera de perder la partida: no es *fair play* con la vida. De cualquier modo, esta filosofía de la Estoa no consigue dar un *sentido* al dolor; se limita a buscar la manera de hacerle frente... o de huir.

El estoicismo se cuenta entre las mayores expresiones morales del paganismo antiguo. Su excelencia se aprecia en el numeroso elenco de personajes que lo han profesado a lo largo de la historia, y en la vasta influencia que ha ejercido, primero en la elaboración de la ética cristiana, y luego en la actualidad, ya que su actitud vital sigue teniendo adeptos en nuestros días, por supuesto que bajo formulaciones distintas de las antiguas, a la vez que diferentes entre sí. En todo caso, su atractivo actual parece estar ligado, hasta cierto punto, al ateísmo en lo religioso y al relativismo en lo moral, tal como se dan en la modernidad y en la posmodernidad.

Pero como es visible tanto en el budismo como en el estoicismo, es su presupuesto ateo el *obstáculo* que impide a ambos encontrar un sentido al dolor humano. Esa conquista solo es posible en el contexto del monoteísmo. Solo adquiere sentido el sufrimiento, y un sentido altamente positivo, en el horizonte de un Dios personal, creador y providente, que todo lo sabe y todo lo puede, que solo quiere nuestro bien, y cuya identidad propia es el amor, el Amor que mueve el sol y las estrellas, según el verso de Dante.

Fuera del ámbito judío, cristiano o islámico, las filosofías occidentales de la modernidad —racionalismo, idealismo, positivismo, materialismo, vitalismo, esencialismo, existencialismo— o bien desisten de la búsqueda de ese sentido, o bien descartan que el dolor tenga algún sentido, o incluso se rebelan contra su sinsentido.

Después de haber decretado "la muerte de Dios", Nietzsche confirma con rigurosa coherencia el derrumbe de todos los parámetros de la existencia humana, y del sentido mismo de la vida: «¿Adónde vamos ahora? ¿No nos despeñamos continuamente? ¿Hacia atrás, hacia un lado, hacia adelante, en todas direcciones? ¿Hay todavía arriba y abajo? ¿No vamos errando por una infinita nada?». El paso siguiente no podía ser sino este: la vida es absurda, y con ella también lo son el sufrimiento y la muerte.

Como afirma el famoso verso de Shakespeare en *Macbeth:* «La vida (…) es un cuento contado por un idiota lleno de sonido y furia, que no significa nada».

Pero es verdad, asimismo, la secuencia inversa: las doctrinas contemporáneas del absurdo y del sinsentido de la vida, así como las del pesimismo y el nihilismo, proceden en buena parte del hecho de no haber encontrado un sentido al sufrimiento ni a la muerte. Y otro tanto puede decirse de amplios sectores del así llamado pensamiento posmoderno, que nos llama a vivir el instante presente sin el contexto del pasado y del futuro: sin el *relato*, es decir, sin las perennes interrogantes de la existencia humana.

No es extraño que, en esas condiciones, el dolor se considere con frecuencia el mal supremo, el mal que debe ser extirpado a toda costa; y que ese esfuerzo —aborto, eutanasia, eugenesia, ingeniería genética, ideologías de género, desintegración de la familia, hedonismo, post o transhumanismo— consiga precisamente lo contrario de lo que se propone: hacer más desgraciada la vida humana. Este círculo vicioso solo puede invertirse con el retorno del hijo pródigo al hogar natural del sentido del dolor: la fe cristiana.

II.
DIOS Y EL DOLOR HUMANO

1. La Bondad divina y el sufrimiento

El sentido del dolor hace una sola cosa con el sentido de la vida, que es también el sentido del amor, y de la muerte, y de la vida futura. La unidad de la persona humana no admite escisión alguna dentro del *Sentido* de todos los *sentidos*. Y la existencia de un Dios Creador, todopoderoso e infinitamente bueno, es la única realidad que puede hacer comprensible el dolor humano.

En la hipótesis de un mundo sin Dios, y de una vida más pródiga en penas que en gozos, y de una muerte que nos precipita en la nada, no es posible encontrar sentido alguno al sufrimiento. Buscarlo en esas condiciones sería —usando la metáfora clásica— como para un ciego buscar un alfiler en un cuarto oscuro donde el alfiler no está.

Sin embargo, al mismo tiempo que la existencia de Dios hace comprensible el dolor, introduce también una dificultad nada pequeña en el asunto. No ha faltado, por eso, quien ha invertido la cuestión en estos términos: Dios no es la *solución* sino que es el *problema* del sufrimiento, en virtud de esta pregunta: ¿cómo es posible que lo permita?

(Dejemos de lado, por ahora, el hecho de que Dios no creó al hombre bajo la carga del sufrimiento y de la muerte, sino que el hombre mismo la puso sobre sus espaldas al cometer libremente el pecado de origen).

Pero más allá o más acá del hecho histórico, la dificultad que decíamos, y que solo se plantea en el interior del monoteísmo, ha tomado distintas formas, tanto en el curso del pensamiento teológico como en la vida personal del creyente que sufre. Sus términos esenciales son estos: siendo Dios *omnipotente*, tiene el poder de evitar al ser humano todo sufrimiento posible. Y siendo Dios la *bondad* y la *misericordia* infinita, no puede querer para nosotros ese sufrimiento. Y sin embargo no nos lo evita, y más aun, lo quiere o permite en ciertas condiciones, harto frecuentes por lo demás.

¿Por qué lo permite el Creador? ¿Por qué, pudiendo hacerlo, no nos da Él una vida enteramente feliz? ¿Acaso no es del todo bueno, o acaso no es todopoderoso? Según nuestra idea de Dios, puesto que sufrimos y Él no lo evita, ¿deberíamos cuestionar su misericordia, o bien poner en duda su omnipotencia, o bien negar las dos, y buscar por otro camino la respuesta al problema del dolor? En la antigüedad, Epicuro dio una forma lapidaria a este dilema:

Si Dios quiere y no puede, es débil;
si Dios puede y no quiere, es malo;
si no puede ni quiere, no es Dios.

De lo cual se seguiría esta conclusión, planteada en forma de pregunta: Si Dios quiere y puede, ¿cómo es posible que no suprima el sufrimiento? ¿Cómo es posible que lo tolere en el mundo que Él creó de la nada?

Ilustraré en forma concreta y narrativa esta pregunta, citando el caso de tres personas cercanas o conocidas, que se la han planteado en carne viva. La primera de ellas es un antiguo maestro chileno de filosofía, al que también podríamos llamar filósofo, don Pedro León Loyola. Afirmaba él que, urgido por este dilema, le era impensable cuestionar la infinita bondad de Dios. Por lo tanto, debía renunciar a su omnipotencia. Razonaba él así: por causas o motivos que se me escapan, me veo forzado a concluir que Dios no lo puede todo, que es bueno y misericordioso, pero no omnipotente.

Parecido es el caso de un rabino, que escribió un libro biográfico y teológico planteando su caso. Tenía él un hijo que sufría una enfermedad dolorosa y degenerativa, y junto a su esposa había pasado años cuidándolo, mientras rogaba y rogaba a Dios fervorosamente por su curación. Pero esta nunca se produjo. Y concluyó de modo parecido al filósofo que he citado.

Como le pareció imposible poner en duda la bondad de Dios, el rabino se sintió obligado a negar su omnipotencia, es decir, a considerar limitado su poder. Pensó que Dios está siempre a nuestro lado, y que en su bondad hace todo *lo que puede*, todo cuanto le es posible por ayudarnos a no sufrir, pero… no lo puede *todo*. Para paliar nuestros dolores, Él debe forcejear con una materia original del cosmos, no creada por Él, que pone un límite a su poderío y se resiste a su buena voluntad. "Dios no lo puede todo", "Dios no es omnipotente", es la tesis de otros libros que luego han afirmado la misma cosa, pero con frecuencia en sentido ateo, porque en este caso se cuestiona también que Dios haya creado al mundo *de la nada*.

El tercer caso es más simple, y ajeno a toda filosofía, pero también más radical. Se trataba de una madre cuyo bebé había nacido con una anomalía mortal. Esta desconocida me contó su historia, que puede ser la de tantas madres. Había suplicado al Señor con toda la intensidad posible que el niño sanara y viviera, pero al fin se murió en sus brazos.

Entonces ella dejó de creer. ¿No se dice que Dios es puro amor? ¿Qué clase de amor es ese, que permite la muerte de una criatura inocente? ¿Cómo creer en un Dios misericordioso que había dejado morir a su hijo pudiendo curarlo? Más que descreer, me pareció que ella "castigaba" a Dios negándole la existencia, al mismo tiempo que la afirmaba con su rebelión: una conducta más frecuente de lo que parece.

Todos estos alegatos, ya sea contra la bondad o contra la omnipotencia divina, proceden de situaciones dolorosas —y bien frecuentes— de la existencia humana: la imperiosa necesidad de ser oídos y ayudados por Dios, y la sensación de no serlo en absoluto. Bien lo expresó el poema de Gabriela Mistral:

Padre nuestro que estás en los cielos,
¡por qué te has olvidado de mí!
Te acordaste del fruto en febrero,
al llagarse su pulpa rubí.

¡Llevo abierto también mi costado,
y no quieres mirar hacia mí!

Los tres casos que he recordado, así como este de Mistral, vienen de creyentes frustrados. Pero también hay quienes no creen y argumentan así su incredulidad: si Dios existiera, me oiría y vendría en mi auxilio; como no lo hace, no existe. Ellos formulan en sentido ateo o agnóstico la pregunta que Rilke expresó en un poema célebre:

¿Quién, si yo gritara, me oiría
entre los coros de los ángeles?

Todavía otra forma de esta reacción es la de quien ha sufrido lo *insoportable* sin que Dios lo impidiera, y por eso ha descreído. Cuando se desmanteló el campo de concentración de Auschwitz, se encontró escrita en un muro esta terrible sentencia anónima de un prisionero: «Si Dios existe, tendrá que pedirme perdón».

Todos los casos que he relatado sirven para consignar el carácter doctrinal, pero a la vez profundamente *trágico* que puede cobrar el problema. Y, como se aprecia, pocos creyentes están dispuestos a cuestionar la bondad y la misericordia divina. En situaciones de crisis, la duda suele recaer en la omnipotencia de Dios Creador, porque es *afectivamente* más fácil de poner en tela de juicio que su amor.

Pero en forma paradójica, el verdadero equívoco de este dilema no reside en el modo de entender la omnipotencia divina, sino en la idea que con frecuencia nos hacemos de su *amor* misericordioso: idea que ahora, por eso mismo, debemos someter a revisión. Nuestra primera tarea es analizar la imagen demasiado *humana*, demasiado terrena, demasiado sentimental que podemos hacernos de la infinita bondad y del amor infinito de Dios. Porque esa versión humanitaria y antropomórfica, por llamarla así, está en la raíz del gran equívoco sobre un Dios que permite nuestro sufrimiento.

Para resolver el dilema, recordemos cómo se forma en el ser humano la idea de esa Bondad, ahora con mayúscula, o bien la idea del Amor divino, o de su Misericordia, que vienen a ser lo mismo. Como todos los atributos de Dios, los pensamos a partir de esas mismas cualidades tal como están *en las criaturas*, y luego les quitamos su *imperfección* humana, y por último las elevamos a un grado *infinito*. Así concebimos, por ejemplo, la idea de la Justicia o de la Sabiduría divinas: a partir de la justicia de los hombres justos, y de la sabiduría de los hombres sabios. Dios es justo y sabio, ¿cómo no va a serlo? Pero *no* lo es como lo son los hombres, sino en un grado supereminente o *infinito*, que nos cuesta concebir, por no decir nada de imaginarlo.

Y en el caso del Bien y del Amor divinos, los concebimos también de la única manera posible: a partir de la bondad y del amor de los padres por sus hijos, de los esposos, de los amigos, etc. Pero somos conscientes de que la Bondad y la Misericordia de Dios no son como las nuestras, dada la infinita distancia que media entre Creador y criatura. Esas cualidades divinas deben ser superiores, en un grado inconmensurable, a las cualidades que reciben el mismo nombre en las criaturas, por santas que estas puedan ser.

Y no obstante… No obstante saber que las cosas son así, es posible que algo en nuestro concepto de las cualidades divinas se nos quede *pegado* a su origen *humano*. Algo —o mucho— de la idea de *su* Bondad puede no elevarse lo suficiente sobre la bondad *nuestra*. Algo de lo que entendemos como *su* Amor puede no terminar de trascender sobre *nuestros* amores creados, es decir, limitados e imperfectos, porque siempre tienen algo —o mucho— de sentimentales y de posesivos, de sensoriales y de egocéntricos. Aun los más desinteresados de nuestros afectos retienen algún punto de egoísmo.

Sin duda aquellos padres, el rabino, su mujer y la madre del caso amaban a sus hijos con un amor natural y virtuoso, pero quizá no podían hacerlo con la perspectiva eterna y total del Amor divino, de la fe teologal, y de allí la conclusión equívoca que su dolor les dictaba.

El Amor Creador, el Amor Infinito, el Amor de terrible intensidad que *Dios es*, no debe concebirse sin más a imagen y semejanza de nuestras reducidas *bondades*, de nuestras limitadas *emociones*, de nuestras compasivas *benevolencias*. Con esa clase de inducciones se hace incomprensible el Amor de Dios. Más allá de esos límites, el Amor divino es tan inmenso, que no se detiene —como lo haría nuestra pobre compasión humana— cuando debe permitir el dolor de un hijo suyo amado que lo necesita *por su propio bien*. Así viene a decirlo este cuarteto:

El Amor que hizo el sol y las estrellas,
el Amor que en la cruz agonizó
es el mismo Amor que en la cruz nos clava
por amor, por amor y por amor.

Se notará que nuestra dificultad para concebir el amor-dolor no es tal en el caso de la omnipotencia divina. Forjamos esta última de manera más fácil y más directa a partir del poder humano: le quitamos las muchas imperfecciones posibles, y luego lo elevamos al infinito. Pero nada demasiado terreno queda adherido a la idea del ilimitado poder de Dios, pues en ella no interviene el contagio de nuestras emociones. Es la idea de la Bondad divina la que arriesga aquellas adherencias de la afectividad humana, que tanto complican el problema del sufrimiento, porque *contraponen* Amor y dolor. Pero ¿acaso el Amor divino no puede permitirnos sufrir para engrandecernos, y para que amemos más y mejor? Leemos en san Juan de la Cruz:

> *¿Adónde te escondiste,*
> *Amado, y me dejaste con gemido?*
> *Como el ciervo huiste*
> *habiéndome herido;*
> *salí tras ti clamando, y ya eras ido.*

Es el equívoco sobre ese Bien y ese Amor el que nos lleva a protestar cuando Dios, siendo todopoderoso, no barre del mapa nuestras penalidades, las que Él sí sabe que son para nuestro beneficio. Nosotros las barreríamos, impulsados por nuestra sensibilidad. Además, nos cuesta entender que el padecimiento del mal y el gozo del bien estén tan entrelazados en la tierra, como lo están el trigo y la cizaña de la parábola evangélica: crecen juntos, en la misma tierra y bajo el mismo sol (Mt 13, 24-30).

A veces nos portamos con el Señor, según la figura de una novela de Graham Greene, como el ratón que reclama porque la máquina aradora del campo le arruinó su pequeña guarida.

Recuerdo a una persona que expresaba así sus disgustos con las autoridades: yo presidente... (si yo fuera presidente haría tal cosa...), yo juez..., yo mandamás... Nadie dice: yo Dios..., porque sería demasiado necio hablar así. Pero todos conocemos la tentación de pensar en esa forma ante un sufrimiento mayor: yo Dios, borraría de un plumazo tal o cual dolor, o incluso todos ellos en la existencia humana. Y Dios mismo debe sonreír o conmoverse ante esa manera tan demasiado *humana* de ponernos en *su* lugar.

No tiene sentido pedir a Dios, en nombre de su Misericordia, que hubiera creado un mundo físico indoloro —y añadiríamos incoloro e insípido—, que implicaría una vida sin sensaciones, un organismo insensible, un alimento sin sabor, un sexo sin placer, unos nervios sin señales de peligro, y por eso mismo unos daños corporales que no se remedian porque no se sienten. Así es nuestra sensibilidad, y así es también nuestro espíritu: no hay placer sin dolor. Aquel estado sería algo bastante parecido a la nada. ¿Eso querríamos de la Bondad divina? Escribe Dante Alighieri:

¿Deberemos cifrar nuestro anhelo en no ser?
Por más que estén colmados de dolor,
¿querríamos perder el pensamiento,
el movimiento y toda sensación?

A su manera lo dice también Tennyson:

Porque es mejor amar con sufrimiento
que nunca haber sabido del amor.

Es el Amor divino el que nos da el gozo y el dolor, el dolor y el gozo. Pero así y todo, y hablando a lo humano para que sea el hombre quien refute al hombre, citaremos la noble actitud *humana* de quienes *por amor producen dolor*. La vida diaria está llena de quienes, por el mayor provecho de sus seres amados, *sí* que permiten o aun *causan* su disgusto, cuando entienden que solo sufriéndolo alcanzarán ellos su propio bien, su fin, su bien mayor.

Es lo que hacemos con nosotros mismos cuando nos imponemos cargas o renuncias difíciles, si vemos que son el camino para alcanzar la meta de un bien superior. Y sobre todo, es lo que hacen los buenos padres con sus hijos cuando los educan, y los llevan a contrapelo de su propio gusto para formarlos bien. ¿Acaso Dios será menos bueno que esos padres de familia?

En la vida de relación, esta actitud —corregir por amor— es demasiado frecuente como para necesitar ejemplos. Llenos de ellos están el amor en todas sus formas, la amistad, la vida familiar, educativa, profesional, social... Solo una mal entendida compasión (eso que alguien llamó "la pasión corruptora de la lástima") puede llevarnos a ahorrar a alguien un disgusto, si sabemos que es el precio necesario para que alcance un valor más alto.

La corrección profesional de un subordinado, cuando es necesaria para que aprenda bien su oficio; la "corrección fraterna" de los Evangelios (Lc 17, 3); pero sobre todo la corrección de los hijos por parte de sus padres, cuando saben que es necesaria para su educación, son los casos más evidentes de este bien superior, que solo se alcanza a través de un mal rato propio y ajeno. A la hora de corregir —o de castigar—, unos y otros, los educadores y los educandos, lo pasan mal, para que estos últimos alcancen en su día la mejor posibilidad de su ser, su mayor valor posible, por más que ellos no lo estimen un bien en el momento de ser corregidos; sí lo harán con la perspectiva del tiempo.

Es este el caso de personajes históricos como Isabel la Católica, Teresa de Ávila o Miguel de Cervantes; de Thomas Jefferson, Abraham Lincoln o Winston Churchill, por citar unos pocos ejemplos. En su infancia y juventud ellos recibieron correcciones —amables, por lo general— que en su madurez agradecieron, por los excelentes frutos que esa educación produjo.

Hoy la figura inversa ha alcanzado una actualidad dramática en el interior de las familias, o en su ausencia. Se multiplican los hijos sin padre, o los padres que no educan a sus hijos porque no se atreven a enfrentarlos, y en cambio los dejan hacer, o para compensar esas omisiones paternas les dan todo lo que piden. El resultado está a la vista: es la proliferación de hijos caprichosos, comodones, erráticos, irresponsables, que exigen sus antojos *ahora mismo*, que no toleran el fracaso, y que en suma están mal preparados para los desafíos de la vida adulta, del trabajo, de la vida ciudadana, del matrimonio y de la vida familiar

A los hijos que con el tiempo —¡y el dolor!— han superado ese lastre, se les oye a veces decir: ah, si no me hubieran dejado hacer mi gusto en todo…; ah, si me hubieran exigido más…; ah, si no me hubieran dado todo lo que pedía… Pues van como de la mano el no educar a los hijos y, en una absurda compensación, el concederles sus gustos y el bienestar material que exigen.

La Escritura abunda en máximas que equiparan la Providencia divina con la educación de los hijos: «El Señor reprende a quien ama, como un padre a su hijo amado» (Pr 3, 12). «Como el oro en el crisol, como la plata en el horno, así prueba el Señor los corazones» (Pr 17, 3). ¿Quién de nosotros no recuerda alguna reprensión paterna o materna, que nos dolió en su momento, y que más tarde hemos agradecido, por el bien que nos hizo?

Muchas otras sentencias análogas encontramos en la Biblia. «Dios os trata como a hijos. ¿Hay algún hijo a quien su padre no corrija?» (Hb 12, 7). Y más directamente aun, porque la corrección, aunque penosa, se relaciona con el propio Amor divino: «Tanta es su misericordia como es su corrección» (Si 16, 13). Lo mismo ocurre con las penas colectivas: «Los castigos no son para la destrucción, sino para la corrección de nuestro pueblo» (2 M 6, 12). Un lema de Gabriela Mistral, la gran educadora, fue este:

Para corregir no hay que temer.
El peor maestro es el maestro con miedo.

Si un buen padre y un buen maestro actúan así, ¿acaso Dios nos ahorrará una pena necesaria para nuestro mayor bien? Dios es un Padre infinitamente bueno, no un papá bonachón e irresponsable. Leemos en la Escritura: «Bienaventurado el hombre a quien Dios corrige» (Job 5, 17). Así habla el Dios que es Amor (1 Jn 4, 8): «Yo, a los que amo, los reprendo y castigo» (Ap 3, 19). Sus reprensiones —nuestros dolores— no arguyen nada contra el Amor divino, sino que, al contrario, lo expresan y lo manifiestan.

Un "Dios" de teología-ficción, que nos ahorrara todo disgusto y nos abandonara en nuestras miserias, sería contradictorio con la esencia misma del Ser divino.

Podría parecer que estamos usando para el Amor divino la analogía con los padres de la tierra, cuyo posible error ya hemos objetado. Pero no: si el Amor de Dios carece de las *imperfecciones* del amor terreno —espíritu posesivo, egoísmo, sensiblería—, no carece en cambio de la *perfección* del amor paterno, y más aun, la eleva a un grado infinito.

Esta comparación va más allá del mero aprendizaje del hijo, pues no hablamos aquí de la sola ignorancia suya, sino de su padecimiento. La corrección paterna no es entonces la mera información correcta —pedagogía—, sino la *purificación* que necesita el hijo por el mal que obra. Y así el Amor de Dios corrige nuestro mal con la *pena* que como hijos necesitamos para obrar el bien (Ap 3, 19). Porque una información neutra no es suficiente para enderezar nuestro camino. Una forma excesiva de este principio es la frase atribuida a Goya, que tituló así uno de sus cuadros, *Escena de escuela* o *La letra con sangre entra*, dura metáfora no carente de algún sentido.

En suma, dada nuestra condición débil e inclinada al mal, no nos es posible alcanzar el fin para el que estamos hechos —la plenitud del amor a Dios y al prójimo— con una existencia indolora. Como dice el verso popular,

Para el hombre pecador
no hay amor sin dolor.

A su vez, son muchos los refranes que afirman algo parecido: donde hay amor hay dolor; el amor maltrata pero no mata; quien te quiere te aporrea; amar sin padecer no puede ser; mucho sufre quien bien ama. Y más de algún santo ha orado con estas palabras en un dolor extremo: Señor, debes quererme mucho para hacerme sufrir así.

Podemos leer una metáfora de esta situación en lo que afirmaba Miguel Ángel frente al bloque de mármol bruto: decía que allí dentro, en la piedra, *ya estaba* la escultura, como si la viera, solo que —agregaba— había que quitarle los fragmentos *sobrantes*. Esos fragmentos son, para la mano de Dios, nuestras faltas y miserias, que a golpes de martillo y cincel deben desprenderse, para hacer brotar de nuestro material bruto la imagen bruñida del Cristo que estamos llamados a ser: *otro Cristo, el mismo Cristo*. Estos golpes no pueden sino dolernos, pero ¿de qué otro modo podríamos alcanzar esa meta, si conservamos en nosotros tanta miseria *sobrante*?

Este rodeo nos permitirá volver con más elementos de juicio a la figura de la Bondad divina. Lo mejor para nosotros no es, a menudo, lo que a nosotros nos parece mejor, sino lo que parece mejor a Dios nuestro Señor, que todo lo sabe. Y de acuerdo con su omnisciencia, su Amor nos depara o permite que nos suceda lo que realmente es nuestro mejor bien, sea que nos parezca grato o que, por el contrario, lo experimentemos como doloroso. Él sabe más. Recordemos esos versos anónimos que dicen así:

La señal más segura de que el Padre nos ama
es esta: que Él nos trata en nuestras penas
como trató a su Hijo el Unigénito
clavado en el madero de la cruz.

44

Así, pues, lo que aparentaba ser en Dios una contradicción entre su Bondad y su Omnipotencia, entre su Amor y nuestro dolor, no es sino la manera demasiado humana con que a veces nos representamos *su* Bondad, *su* Amor y *su* Misericordia, y más en este tiempo nuestro de marcado sentimentalismo.

C. S. Lewis ha trazado una caricatura de ese "Dios" imaginado a la medida de nuestros limitados pensamientos y afectos. Lo hace después de observar, como hemos hecho nosotros, que a los seres que más amamos —marido, mujer, hijos, hermanos, parientes, amigos— preferiríamos verlos sufrir antes que verlos gozar malamente o de un modo despreciable.

Tanto más debe hacer con nosotros el infinito Amor de Dios. Él no puede decir: ¿qué importa lo que hagan, con tal de que disfruten? Dios no es, dice Lewis, como un abuelito senil que pudiera decir de sus nietecitos al final del día: no importa lo que hayan hecho, si a fin de cuentas los chicos se han divertido.

No, esa no es la medida del Amor divino, como tampoco es la nuestra si tenemos a la vez conciencia moral y verdadero amor por nuestros seres queridos. Ambos amores pueden obrar a veces como el cirujano que causa dolor al paciente, cuando ese dolor es la quirurgia que le traerá el bien de la salud. Y si el paciente es uno mismo, tampoco pedirá al cirujano que deje a medias la operación porque nos está doliendo mucho.

El motivo por el que Dios permite nuestro sufrimiento, el motivo por el que no evita que suframos, es uno solo: es el infinito amor con que nos ama. El amor divino sobrepasa en forma inconmensurable todo cuanto los seres humanos llamamos amor en la tierra. Y es ese Amor infinito el que está detrás de nuestros padecimientos, porque está detrás de nuestro bien supremo. Es el propio Amor sin límite el que nos permite sufrir para poder gozar más y mejor.

Esa es la verdad que nos revela Jesucristo crucificado, con la inmensidad de su dolor y la sobreabundancia de nuestra salvación. «Tanto amó Dios al mundo, que le entregó a su Hijo Unigénito, para que todo el que cree en él no perezca, sino que tenga vida eterna» (Jn 3, 16). «Cristo nos amó y se entregó a sí mismo por nosotros» (Ef 5, 2): se entregó a los tormentos de su Pasión por el mayor bien posible de nuestras almas.

El que no hace suya esta convicción sufrirá doblemente; el que la hace suya sufrirá "sin sufrir", como diremos en su momento.

Hasta ahora hemos dado por supuesto que necesitamos purificación, corrección, dolor y enmienda, lo que sin duda es así, y corresponde a nuestra experiencia básica de la vida. Pero hay más, mucho más, en el trasfondo histórico del problema. Y es que los seres humanos no somos inocentes; nuestra semilla humana no es pura. Solo uno de nosotros es inocente, Jesús de Nazaret, que sufrió más que nadie por nuestra salvación. Y por alcanzar ese bien supremo sufrimos nosotros llevando con él nuestra cruz de cada día.

¿Por qué se necesita tanto dolor como hay en el mundo? Porque hay tanto, tanto pecado en la historia de la humanidad, desde su mismo origen hasta hoy. La fe judeocristiana nos suministra el conocimiento de ese origen, en los términos que siguen. Nuestros primeros padres fueron creados por Dios en el estado que llamamos justicia original, inocentes y puros, y amigos de Dios en una medida que supera nuestra imaginación. Pero ellos, libres como eran, no eran *impecables*: pecaron *libremente*, y lo hicieron como la *cabeza* del linaje humano entero. «Seréis como Dios» (Gn 3, 2) fue la tentación demoníaca: el orgullo de su endiosamiento al margen de Dios y contra Él. Escribe Dante:

Solo por el pecado la criatura humana
perdió su semejanza con el Bien divino.
Y en su origen pecó la humanidad
toda entera, arrojada del Edén.

El libro del Génesis nos relata así las consecuencias del pecado en el linaje de Adán. Dijo Dios a la mujer: «Multiplicaré los dolores de tus embarazos; con dolor darás a luz tus hijos». Y al hombre: «Maldita sea la tierra por tu causa. Con fatiga comerás de ella todos los días de tu vida. Te producirá zarzas y espinas. Con el sudor de tu frente comerás el pan, hasta que vuelvas a la tierra, porque de ella fuiste sacado. Porque polvo eres y al polvo volverás» (Gn 3, 16-19). Así escribe F. Dikaioslav que quedó el ser humano tras la caída original:

Rey será de la entera creación,
pero es un rey más bien venido a menos;
con frecuencia camina como un náufrago,
pasa el día contando sus monedas;
detrás del noble pecho se contienen
los gérmenes de todos los horrores
y el destino de todos los amores.
Necesita infinitamente a Dios.

Quienes reniegan de su origen edénico y de su herencia adámica, pero conservan de ellos una reminiscencia cultural, con alguna frecuencia proponen a la humanidad un paraíso proyectado en el interior del futuro histórico, una edad de oro, una nueva Arcadia. Así ha ocurrido en la modernidad con el sueño de la Ilustración y su progresismo extremo —el mito del Progreso indefinido de la especie—; así ocurrió luego con el positivismo en nombre de la ciencia; así también con el paraíso de la sociedad sin clases según el marxismo-leninismo. ¿Qué ha resultado de esos proyectos? «¿Fueron sino verduras / de las eras?» (Manrique). Soloviov describe así su desengaño:

Buscando el paraíso terrenal
recorrí muchos bosques y campiñas,
pero el paraíso que encontré por fin
se evaporó en el aire como un sueño.

Y Evtushenko, desengañado de la revolución soviética, escribe:

Rusia ha perdido a Rusia
dentro de la propia Rusia.
Rusia se busca a sí misma
como quien busca en la nieve un dedo cortado,
una aguja en un pajar.

Hoy parece renovarse la vieja utopía del paraíso, esta vez de la mano de la cibernética, del metaverso, de la robótica y de la inteligencia artificial. Sin duda esta revolución traerá todavía enormes progresos, pero también el gran peligro de la *inhumanidad*.

El *transhumanismo* nos está prometiendo hoy, por obra de las novísimas tecnologías, un paraíso electrónico: el triunfo evolutivo de una vida superior sin males, sin sufrimiento, sin vejez, y en su versión más radical una vida sin muerte —con inmortalidad tecnológica— y sin cuerpo: ¿una conciencia flotante en el medio virtual? Su objetivo es la *supresión del dolor*, aun a costa de la supresión del hombre, transmutado en superhombre de ciencia-ficción. Pero aunque no podamos imaginar hasta dónde nos llevará la tecnología, por fortuna ella nunca nos librará del cuerpo, del dolor, de la muerte, del juicio de Dios y de la resurrección. «Cuando el Señor Dios hubo expulsado a Adán, puso al oriente del jardín del Edén querubines que blandían espadas flameantes, para guardar el camino del árbol de la vida» (Gn 3, 24).

Volvamos a nuestro argumento precedente sobre Dios y el dolor. Hasta aquí solo hemos salido al paso de una objeción, en estos términos: no hay incompatibilidad alguna entre el Amor divino y el dolor humano; al contrario, el primero da sentido al segundo. Lo que nos corresponde ahora, aunque sea a modo de paréntesis y como anticipo del desarrollo que seguirá, es pasar al planteamiento positivo del problema.

Pues, aunque era necesario resolver aquella objeción, daba casi vergüenza intelectual dedicarse a "defender" a Dios de la objeción del sufrimiento, en vez de glorificarlo por la inmensidad de las bendiciones, las venturas y los gozos que su infinito Amor nos regala, en el tiempo y en la eternidad. En suma, se nos quiere dar *Él mismo*, con todo su inconmensurable esplendor de bien, de sabiduría, de belleza, de felicidad… si nosotros libremente lo queremos así. La respuesta humana, por boca del poeta, es esta:

> *Yo canto y bailo porque Dios existe*
> *y el corazón me ronca en las entrañas*
> *porque Dios existe ¡no se dan cuenta!*
> *ando por la calle riéndome solo*
> *de puro gusto ¡porque Dios existe!*
> *de noche despierto bañado en lágrimas*
> *y si es de día les ofrezco un brindis*
> *porque Dios existe ¡salud a todos!*
> *gloria a Dios ¡porque sí! ¡porque es Dios!*

2. Libertad y pecado, premio y castigo

Debemos regresar ahora a la omnipotencia divina en relación con el dolor humano. ¿No pudo Dios crear al hombre en un estado feliz, libre del mal moral —del pecado—, y libre, por eso mismo, de la necesidad de padecer para evitarlo, para corregirlo o para enmendarlo una vez cometido? Siguiendo con nuestras comparaciones anteriores, este sería el caso de unos hijos tan libres de todo mal, que sus padres no necesitaran reprenderlos ni castigarlos, o de unos hombres tan sanos que no necesitaran de cirujano alguno que los curara.

Sin duda pudo el Creador hacer al hombre de esa manera. Y tan es así, que en efecto *así lo hizo*, sano de espíritu y libre de pecado, y por tanto exento de dolor. Así fueron creados hombre y mujer en el paraíso del Edén. Dios no los hizo pecadores ni tampoco inclinados al mal; pero sí los hizo *libres* ante el bien y el mal, como *libres* había hecho a los ángeles, de los cuales unos cayeron —los demonios— y otros fueron fieles: los que seguimos llamando ángeles.

Hasta donde podemos saber, toda vida inteligente y libre es una *prueba*. El Creador no nos quiere máquinas ni bestias ni esclavos, sino *hijos* formados a su imagen y semejanza, y por tanto dotados de ese altísimo atributo que llamamos libertad. Y con esa libertad nuestros primeros padres pecaron, y al pecar se hicieron, a sí mismos y a sus descendientes, capaces de sufrir y de morir (Gn 2, 7; 3, 6; 3, 17-19).

El dolor entró en el mundo por el pecado (Rm 5, 12). El mundo está lleno de dolor porque el mundo está lleno de pecado. El que quiere un mundo sin dolor, es que quiere un mundo sin pecado, y el que quiere un mundo sin dolor ni pecado, lo que quiere es un mundo sin libertad, lo que en el fondo significa… un mundo sin hombre. Para Dios, crear un mundo así sería crearlo sin su más alta cumbre, sin la suprema participación de su propio Ser: la inteligencia y, por eso mismo, la voluntad libre. Sería crear un universo físico como un inmenso parque vegetal y zoológico y astral, sin esta imagen y semejanza suya, capaz de Él —*capax Dei*— y capaz también de las peores miserias, a causa de su libertad. De ser ese el caso, no estaríamos aquí para contarlo, ni para hacernos las preguntas que nos estamos haciendo.

Adán y Eva fueron creados libres
de endiosarse a sí mismos o de endiosarse en Dios,
de engendrar un linaje pura sangre
o esta raza de Abeles y Caínes.

En ese trance, ¿no sería mejor que Dios no hubiera creado ningún mundo —que no hubiera "corrido ningún riesgo"—, en vez de aventurarse a crear este peligroso mundo, con hombres y libertades y dolores? Pero ¿mejor para quién? Forjar hipótesis acerca de Dios es necio. Y en cuanto a nosotros, que ya *somos*, ser partidarios de la nada es como negarnos a nosotros mismos. Nuestro ser quiere ser con todas las fuerzas de su ser. Luego esa pregunta está vacía.

El dolor es, como suele decirse, el precio de la libertad, que nunca es demasiado alto. Quien afirma que sí lo es, que por ejemplo la segunda guerra mundial o el régimen soviético o el régimen nazi debieron ser prevenidos (y eliminados) por la divina Providencia, en realidad está afirmando que Dios no debía haber creado hombres: que *nosotros* no debíamos existir. Pero *existimos*, y solo porque Dios nos creó libres podemos producir guerras mundiales o hacer la paz, podemos forjar regímenes totalitarios o estados de derecho, forjar el imperio romano o evangelizarlo, instituir la esclavitud o abolirla, crear obras de arte o fabricar pornografía.

Como hombres libres que son, innumerables santos oran, trabajan, se sacrifican, alzan a Cristo en lo alto de las actividades humanas. Y otros con su libre albedrío pueden mentir y robar, agredir y matar, violentar y pervertir. Para evitar el mal y el sufrimiento, ¿acaso preferiría uno ser un robot en un mundo de robots, un primate en un mundo de primates? ¿Querríamos que no hubiera hombres sobre la tierra, o que no hubiera mundo? ¿Seríamos partidarios del no ser?

Dios no quiere el dolor; lo que no quiere es el pecado, el acto libre que está detrás del dolor, así como también está detrás del amor. Libertad, dolor, amor son un trío inseparable. O la creación divina hacía posibles los tres, o ninguno, es decir, la nada.

Este que llamamos pecado original es la primera elección humana contra Dios: «seréis como Dios» (Gn 3, 5). Así tentó Satanás a nuestros primeros padres, que cayeron. Y la transmisión de ese pecado de la cabeza del género humano a su estirpe es un misterio grande, porque no lo hemos cometido nosotros y, sin embargo, como descendientes suyos, arrastramos sus consecuencias. Pero negarnos a aceptarlo significa negarnos a comprender la condición humana, con sus dos caras: hechos a imagen de Dios, y capaces de las peores bajezas; capaces de santidad y de pecado a la vez. Así nos lo atestigua la experiencia personal y colectiva de la humanidad. Después de ensalzar la grandeza de Dios, G. M. Hopkins se pregunta:

¿Por qué no acata el hombre su poder?
Una tras otra lo han pisoteado las generaciones,
y todo está marchito con su tráfago,
manchado y enturbiado con su afán,
y el mundo lleva a cuestas la suciedad del hombre
y comparte su olor.

Aceptar nuestra condición caída es la llave maestra del misterio del dolor y de la muerte… y de la salvación divina en Cristo Jesús (Rm 5, 12. 18). Todos los seres humanos cargamos con el lastre de ese mal original, que hemos multiplicado con nuestros innumerables pecados personales. Quien no se reconozca pecador contradice la Escritura («Si decimos que no tenemos pecado nos engañamos»: 1 Jn 1, 8) y, por añadidura, no entenderá la necesidad de expiar sus faltas, ni de ser purificado por el dolor, ni —menos aun— la necesidad de ser salvado por los padecimientos del único que puede hacerlo, Jesús de Nazaret clavado en la cruz y resucitado al tercer día.

Hoy el hombre ha perdido en buena parte el sentido de Dios y el sentido del pecado, y por eso mismo, el dolor se le convierte en un enigma insoluble. Quien se crea inocente de toda culpa, en vano se preguntará por qué sufre, y no le quedará otra salida que la resignación estoica o la inútil rebelión ante… un cielo vacío.

¿Y qué ocurre con quien se cree también inocente y bueno y justo, pero es un hombre religioso? Quizá se pregunte por qué Dios parece castigarlo con aflicciones en vez de premiarlo, mientras que al malvado parece retribuirlo con salud, riqueza y bonanza. Es este el antiguo problema del sufrimiento de los justos y la prosperidad de los impíos.

La comparación del amor de Dios con los padres de la tierra, que para educar a sus hijos los premian o castigan, no se puede aplicar ahora a los premios o castigos divinos, porque estos se sitúan esencialmente en el más allá y no en la tierra. ¿Qué ocurre entonces con la retribución de Dios a la conducta humana?

Volvemos a la pregunta inicial. ¿Cómo es posible que la justicia divina no premie a los virtuosos, y que no castigue a los viciosos, y más aun, que a nuestro parecer haga tantas veces lo contrario en este mundo? Porque a menudo la Providencia nos da la impresión de enviar duras pruebas a sus santos, y de permitir la bonanza de quienes le ofenden. Este problema atraviesa todo el

Antiguo Testamento, sin alcanzar nunca una solución cabal, porque la revelación divina anterior a Cristo no suministraba aún elementos de juicio suficientes para comprender ese enigma.

Parece acercarse a una salida el admirable libro de Job, que narra las penurias de toda especie con que la permisión divina prueba a este varón justo. En el inicio del relato se nos cuenta que Dios permite al demonio la destrucción de sus abundantes bienes, tierras y ganados, seguida por la muerte simultánea de sus siete hijos y sus tres hijas, hasta abandonarlo lleno de heridas en un basural, rascándose las llagas con una teja, como la mínima expresión de un ser humano.

En esas condiciones pronuncia Job estas palabras llenas de sabiduría: «Desnudo salí del vientre de mi madre, y desnudo volveré. El Señor me lo dio todo, el Señor me lo quitó. Bendito sea el nombre del Señor» (Jb 1, 21). Bien podemos imitar nosotros esta maravillosa aceptación de la voluntad de Dios ante la pérdida de un bien mayor: la salud o la integridad física, la vida de un ser querido, una capacidad o un talento considerable, la propia honra, todos los bienes materiales que poseemos: Dios me los dio, Él me los quitó, bendito sea su santo nombre.

Sin embargo, en el desenlace y como premio a su fidelidad, Dios duplicó a Job todos los bienes, tierras y ganados que había poseído antes, y le dio otros siete hijos y tres hijas hermosísimas, y una larga vida por delante. Pero la solución del problema del dolor, en el caso de Job, no puede ir más allá de este premio *terreno*. ¿Por qué? Porque no ha llegado aún la nueva Alianza, con la revelación de lo que nos espera tras la muerte, y con el misterio de

Cristo crucificado. Y por eso la interrogante sigue su curso a lo largo de toda la historia de Israel.

En efecto, así habla el salmista: «Tuve envidia de los arrogantes, al ver la prosperidad de los impíos. Para ellos no hay sufrimientos; no pasan las fatigas de los humanos (…) Pero yo en vano mantengo limpio mi corazón, porque soy golpeado cada día, y castigado cada mañana» (Sal 73, 3-5. 13-14). Y el profeta Jeremías pregunta al Señor: «¿Por qué los impíos tienen éxito en sus asuntos, y viven tranquilos los traidores?» (12, 1). En el mismo sentido, podemos imaginar la ficción de un israelita que se expresara en estos términos:

Éramos dos enfermos que pedíamos
a Dios la curación de nuestros males.
El otro explota a huérfanos y viudas
y jamás se le ha visto por el templo,
pero Tú lo has dejado bueno y sano.
Y yo que pago diezmos y primicias,
yo que ayuno y que rezo la Shemá,
aquí yazgo comido por gusanos.
¿Por qué, Señor? ¿Por qué?

El Qohelet habla así: «Hay justos a los que sucede conforme a las obras de los malvados, y hay malvados a los que sucede conforme a las obras de los justos» (8, 14). Y el salmo: «Oh Dios, nos has hecho el escarnio de nuestros vecinos, oprobio y burla de quienes nos rodean (…) Y todo esto nos sucede sin haberte olvidado, sin haber violado tu alianza» (44 14. 18).

Y cuando parece resolverse el problema, lo es todavía en términos humanos, como en el caso de Job: se supone que *al final* sobreviene la ruina del malvado y la reivindicación del justo, todavía en la tierra. Pero de hecho no vemos que tal cosa ocurra, y con gran frecuencia *no ocurre*, porque entonces como hoy, multitudes de justos sufren y multitudes de pecadores prosperan. Hay que reconocer que el escándalo producido por esa aparente contradicción tiene su lógica: corresponde, por decirlo así, al sentido común de la humanidad, y en particular de los israelitas.

Solo el sentido *sobrenatural* de la fe cristiana permite asomarse a esa incógnita. E incluso con esa fe, es posible que un católico tan ferviente como Leon Bloy, en momentos de gran tribulación pueda reclamar así:

Oh Dios, que amas a los que te crucifican
y crucificas a los que te aman...

Una oración tan extrema como esta, que no tenemos por qué hacer nuestra, nos sirve para tomar conciencia de que la fe cristiana está lejos de ser un recurso fácil, una panacea o una cábala adormecedora del padecimiento. Más bien es una superación a menudo heroica de la violencia de esas tribulaciones que nos dejan atónitos y aturdidos, como debieron ser las del escritor francés mientras veía a sus hijos morir de hambre.

Otro obstáculo enfrenta aun aquella idea de una retribución terrena de la conducta humana: en el orden colectivo, los fenómenos benignos de la naturaleza, como la lluvia que fecunda la tierra, benefician por igual a justos y pecadores, al tiempo que en una guerra, en una peste, en una calamidad cualquiera, sufren y mueren por igual los más santos y los más pecadores. Si se tratara de sanciones divinas *aquí abajo*, su arbitrariedad sería impropia del Dios que las otorga.

En todo caso, el Antiguo Testamento nos relata algunas acciones divinas que sí son punitivas: el diluvio en tiempos de Noé (Gn 6, 12-13 y 7, 11-12), la confusión de las lenguas en Babel (Gn 11, 6-7), la destrucción de Sodoma y Gomorra por el fuego (Gn 19, 24-25) y el exilio de Babilonia (Jer 25, 8-11). Pero a los israelitas les faltaba, como he indicado, la revelación divina de dos misterios, esenciales para resolver el problema de la aparente arbitrariedad divina en materia de premios y castigos.

Por una parte, ellos no tenían delante el misterio de Cristo crucificado, clave del misterio del dolor. Y por otra parte, estaba aún oculto a sus ojos lo que ocurre después de la muerte: el juicio de Dios, el cielo, el infierno, el purgatorio; es decir, la panorámica completa de la existencia humana, temporal y eterna. La revelación de estos que llamamos "novísimos" asoma apenas y pálidamente hacia el final del Antiguo Testamento, en el libro de Daniel y el de Sabiduría. Será Cristo quien ilumine para nosotros esos misterios.

Esta revelación será capital para la comprensión del dolor humano en la tierra, y para la retribución divina de nuestra conducta, premio o castigo, porque ella está reservada en todo lo esencial para *después* de la vida terrena. Sin duda puede el Señor premiar o castigar en la tierra a quienes quiera, y hacerlo con justicia perfecta. Pero *nosotros* no sabemos cuándo una desgracia es castigo divino o una bonanza es premio. Y como no lo sabemos, nos cuidamos mucho de endosar designios divinos de retribución terrena a lo que ocurre en este mundo.

En la historia antigua de la salvación, Dios se plegaba a aquella mentalidad, según lo que llamamos "condescendencia divina", paciencia del Señor hasta que llegara "la plenitud de los tiempos". Él premiaba a Israel con victorias militares cuando el pueblo se portaba bien, y cuando no, los castigaba con derrotas. Pero desde Jesús en adelante, en la nueva economía de la gracia, aquello no tiene por qué ocurrir así, y sus fieles no tenemos ya esa mentalidad.

Dentro de las enseñanzas de Jesús, la parábola del rico Epulón y del pobre Lázaro es, quizá, la que más rotundamente marca el salto de este mundo al otro en materia de premios y castigos divinos. Epulón —que significa rico— era un hombre acaudalado, que vestía de suntuosa púrpura, y que a diario celebraba estupendos banquetes. A la puerta de su casa yacía Lázaro, un pobre mendigo cubierto de llagas, que a duras penas comía de las sobras de la mesa del rico, y los perros venían a lamerle sus llagas. Así hasta que ambos murieron (Lc 16, 19-22).

Lo esencial de la revelación divina ocurre después de sus muertes. Lázaro, dice Jesús, fue llevado al seno de Abraham (ese como adelanto del cielo en el *scheol* o morada de los muertos). Y Epulón fue llevado al tormento de los abismos inferiores (que era una suerte de anticipo del infierno en aquel *hades* judío). Entonces Epulón pidió a Abraham una sola gota de agua del dedo de Lázaro, para alivio del fuego que lo consumía. Abraham le respondió: «Hijo, recuerda que tú recibiste bienes durante tu vida, y Lázaro, en cambio, males. Ahora él es consolado aquí y tú atormentado» (23-25).

Los placeres y bienes temporales de Epulón no eran, pues, premios divinos, y las desdichas de Lázaro no eran castigos de Dios. Los tormentos de Epulón tras la muerte no procedían de su sola riqueza, sino del uso miserable que había hecho de ella, incluida su indiferencia hacia el mendigo; y el premio de Lázaro no procedía de su mera indigencia, sino de su humildad y de su sufrimiento purificador. Sería, pues, también un error pensar que el cielo se gana con una vida triste, y el infierno con una vida de regocijo.

El cristiano debe profundizar en esta novísima revelación que trae Jesús al mundo. Porque una manera de pensar demasiado pegada a la tierra, incluso entre creyentes, tiende a considerar todavía los bienes y males de aquí abajo como premios o castigos divinos por la buena o mala conducta humana. O peor aun, hay supersticiosos que estiman las buenas obras y los sacrificios como "amuletos contra la mala suerte" o como "imanes de la buena ventura", lo que es una pura y penosa superstición. Pues ¿qué sabemos nosotros de las dispensaciones divinas? Bien avanzada la era cristiana, encontramos todavía ese intento de comercio con la divinidad, tal como lo reseña la fantasía de Quevedo:

Para comprar los hados más propicios,
como si la deidad vendible fuera,
con el toro mejor de la ribera
ofreces cautelosos sacrificios.
Y cuando el ara en sangre humosa bañas,
tú miras las entrañas de tu toro
y Dios está mirando tus entrañas.

El que considera su buena conducta o sus virtudes como moneda de cambio para obtener dividendos divinos en la tierra, está en una crasa superstición, porque con Dios no se negocia. Actuar de esa manera es hacer retroceder la pureza del cristianismo a aquellas formas religiosas primitivas, que con sus ritos y sacrificios buscaban obtener de la divinidad la retribución de una larga vida, de una descendencia numerosa, de las lluvias y las buenas cosechas, de la fertilidad del ganado, del triunfo en la guerra, etc. *Do ut des*, te doy para que me des.

Jesús vino a poner término a ese comercio material con el cielo. Desde su sacrificio en la cruz, el fin de nuestras ofrendas y plegarias no es forcejear con el poder de Dios para inclinar su voluntad a la nuestra, sino al revés: es disponer nuestra voluntad a identificarse con la suya. Nuestra oración de petición, tan recomendada por Jesús en su predicación, es esta: se pide con sencillez lo que se necesita, y se acepta con gratitud lo que Dios concede, y con fe y paciencia lo que Él no concede.

Si alguna extrañeza nos causa ese proceder divino, se debe a que hacemos con la Justicia divina lo que hemos visto hacer con su Amor misericordioso: en el concepto de *su* Justicia, que formamos a partir de *nuestra* justicia humana, se nos queda pegado algo de la imperfección de esta. Pero Él no es justo como lo son los hombres: Él lo es infinitamente, más allá de nuestras nociones humanas, y el horizonte de su justicia abarca todos los tiempos y los siglos de la eternidad. Así interpela Dante al hombre que pretende juzgar al modo divino:

¿Quién eres tú, que desde tu sillón
quieres juzgar a millas de distancia
con una vista que no alcanza a un palmo?

En cuanto a premios y castigos divinos, una sola cosa sabemos aquí abajo con certeza: que tanto los bienes como los males terrenos —o los que así llamamos— son *pruebas* que nos envía el Señor: los primeros para agradecerlos con humildad y hacer de ellos un uso recto, y los segundos —con la carga de dolores que llevan consigo— para aceptarlos con paciencia unidos a la cruz de Cristo.

Podemos frustrar un bien que nos envía el Señor por tomarlo como el premio que no era, así como podemos amargarnos con un mal tomándolo por el castigo que tampoco era. Para no incurrir en tales confusiones, conviene dejar que Dios haga lo suyo con nosotros sin interpretaciones temerarias. Ni bienes ni males terrenos pueden llamarse con seguridad recompensas o sanciones divinas.

No me refiero aquí a ese bien de la paz y la alegría, que acompaña en esta vida a la virtud y al amor de Dios y del prójimo. Ni tampoco me refiero a ese mal de las penurias que a la larga trae consigo el pecado. Porque ese bien y ese mal son como parte integrante de la vida vivida según la voluntad de Dios o en contra de ella. Dios nos quiere felices en el cielo y en la tierra, así como hay quienes dicen que el réprobo tiene ya su infierno aquí abajo.

Sí me refiero, en cambio, a otra cosa distinta: a la radical mutación de los criterios terrenos, que tiene lugar cuando premios y castigos —gozos y penalidades— se proyectan sobre el horizonte del más allá. En una perspectiva de eternidad, ausente todavía antes de Cristo, la penuria sufrida por el justo y la prosperidad del culpable dejan de ser ese problema acuciante, que intrigaba a los antiguos hebreos. Porque tras la muerte ocurren compensaciones misteriosas en las balanzas eternas: el disfrute puede convertirse en aflicción, y el dolor en gloria, como ocurre en la parábola de Epulón y Lázaro (Lc 16, 19-25).

De ese modo el sufrimiento, que parecía castigo de Dios a los ojos mundanos, se puede transformar en el gozo del premio divino, y viceversa. Recordemos, además, que incluso para nuestros días en la tierra, Jesús invierte en las Bienaventuranzas los criterios mundanos sobre la dicha o la desdicha del hombre: «Felices los *pobres* de espíritu, porque de ellos es el reino de los cielos. Felices los que *lloran*, porque ellos serán consolados» (Mt 5, 3-4). Y al revés: «Ay de vosotros los *ricos*, porque ya habéis recibido vuestro consuelo. Ay de vosotros los que ahora *reís*, porque gemiréis y lloraréis» (Lc 6, 24-25).

Estas palabras del Señor pueden ser malentendidas si se piensa que, para alcanzar el gozo eterno, la vida cristiana debe ser penosa, triste o apesadumbrada. De hecho ocurre lo contrario: más allá de cuanto el mundo llama penas o regocijos, la vida en Cristo es siempre alegre, pase lo que pase, porque Cristo es el feliz consolador de toda pena, y el no menos feliz anticipador de la felicidad eterna (Jn 16, 22).

Es en esta perspectiva de eternidad que san Pablo nos asegura: «Estoy convencido de que los sufrimientos del tiempo presente no admiten comparación alguna con la gloria futura que se ha de manifestar en nosotros» (Rm 8, 18). Y también: «Las leves y momentáneas tribulaciones de esta vida se convierten para nosotros, por encima de toda medida, en una gloria eterna y consistente» (2 Cor 4, 17).

Pero no es esta la única luz novísima con que la revelación cristiana ilumina el sentido del sufrimiento humano. Los miembros de las religiones monoteístas —judaísmo e islam— se horrorizan ante la idea de un Dios Hijo de Dios clavado en el patíbulo de la cruz. Por eso ante el misterio del dolor, si bien creen en un Dios providente y remunerador, carecen de una respuesta cabal ante el enigma del sufrimiento.

Este solo comienza a comprenderse ante la más profunda revelación divina: el misterio de la cruz de Cristo. Nuestra unión con él convierte todo dolor posible en una realidad liberadora y salvífica, positiva y redentora. Esa es la buena nueva del Evangelio: el misterio pascual de la Pasión, muerte y Resurrección de Cristo es la última palabra divina que, en relación con el dolor humano, hemos de abordar en el capítulo siguiente.

III.
EL SENTIDO CRISTIANO DEL DOLOR

1. Jesucristo redentor

Al hacerse hombre, el Hijo de Dios, perfecto Dios y perfecto hombre, entró en el mundo del sufrimiento. Lo experimentó como solo él podía hacerlo, porque solo él podía medir la profundidad del pecado del mundo, así como la absoluta necesidad humana de la salvación. Y pudiendo redimir al mundo de diversos modos, eligió la vía más dolorosa, que culminó en su crucifixión.

Cristo crucificado y resucitado al tercer día es, por una parte, la salvación de los pecados del género humano, y por otra, es la revelación suprema del sentido del dolor. Pero Jesús no es un profeta o un sabio que haya venido a explicarnos doctamente una teoría sobre el dolor. Él es infinitamente más que eso. Él *es* el sentido del dolor: el *misterio* del dolor se contiene en el fondo del *misterio de Cristo*. Él *hace* lo que solo él podía hacer: él otorga al dolor humano un alcance divino desde lo alto de la cruz, y él, resucitado y glorioso, posee el poder eterno de enjugar nuestras lágrimas y de fortalecernos en nuestras penas, haciendo de ellas nuestro propio camino hacia la gloria sin fin.

Al morir en la cruz y resucitar de entre los muertos, Jesús produce en nosotros los siguientes efectos: nos redime de nuestros pecados, nos hace hijos de Dios, nos infunde la vida divina de la gracia, nos integra en la Iglesia por él fundada, y nos abre el camino del cielo, camino que debe pasar necesariamente por el dolor nuestro unido al suyo en la cruz.

Este derroche de gracia divina sobre el hombre pecador no tenía por qué ocurrir, ni menos todavía ocurrir *así*. Los cristianos estamos a veces tan acostumbrados al hecho inaudito de nuestra redención, que podemos darlo por sentado, como si Dios hubiera *tenido que* hacer por nosotros lo que hizo y tal como lo hizo. Pero Él podía perfectamente no haber hecho *nada* al respecto: podía haber dejado a la humanidad caída en su deplorable estado. Él nada nos debía, nada lo obligaba a actuar, y menos a hacerlo como de hecho lo hizo.

El pecador no tiene ningún *derecho* a su redención, y Dios no tiene ningún *deber* de redimirnos. Solo un acostumbramiento maquinal al hecho de la redención puede hacernos pensar en tal derecho y en tal deber. Pero no debemos enturbiar con nuestras rutinas mentales lo que es pura y simple misericordia divina, gracia, don gratuito e inmerecido. Lope de Vega expresa bien esa gratuidad y esa inaudita compasión de Cristo:

¿Qué tengo yo que mi amistad procuras?
¿Qué interés se te sigue, Jesús mío,
que a mi puerta, cubierto de rocío,
pasas las noches del invierno oscuras?

Demos todavía otro paso hipotético. Si la libre decisión de esa misericordia infinita era sacar al género humano de su postración, Dios podía haberlo hecho con un simple pensamiento suyo, con un mero decreto de su omnipotencia, es decir, sin necesidad de enviar a su propio Hijo Unigénito a este mundo pecador: sin el misterio adorable de la Encarnación de la segunda Persona de la Trinidad eterna en el seno de una mujer, María de Nazaret.

Pero la decisión de la Trinidad fue hacerlo de esa manera. En nuestro *Credo* identificamos a esa Persona divina encarnada en estos términos: «Dios de Dios, Luz de Luz, Dios verdadero de Dios verdadero, consubstancial al Padre (...), que por nosotros los hombres y por nuestra salvación descendió del cielo, y por obra del Espíritu Santo se encarnó de María Virgen y se hizo hombre».

Y una vez «nacido de mujer» (Gal 4, 4), una vez sumergido el Hijo de Dios en el turbulento devenir de la historia humana, en virtud de su divinidad y de su humanidad le bastaba un solo gesto, una simple palabra suya, y no digamos una gota de su sangre, una sola gota suya vertida en un rasguño durante algún juego infantil, para salvar a todo el género humano de la muchedumbre de sus pecados. Una sola gota... En el himno eucarístico *Adoro te devote* pedimos así:

limpia mis suciedades con tu sangre,
porque una sola gota ya podría
salvar al mundo entero de toda iniquidad.

Pero el designio divino quiso llevar más lejos, infinitamente más lejos la obra de nuestra redención. Podemos seguir los pasos de esa sobreabundancia de su amor en el relato de los santos Evangelios: su nacimiento en la gruta de Belén, la huida de la sagrada Familia a Egipto tras la persecución de Herodes, el retorno a Nazaret y la vida oculta de Jesús como albañil en esa aldea durante treinta y tantos años, sus andanzas como predicador errante por los caminos de la Palestina, su anuncio de la llegada del reino de Dios confirmada por incontables milagros, la hostilidad de los sacerdotes y fariseos a causa de su anquilosada religión, sus intrigas que lo llevan al punto crítico de...

Pero antes de entrar en el misterio insondable de la Pasión y muerte y Resurrección de Cristo, como clave absoluta del sentido del dolor, convendrá detenerse en algunas de sus muchas enseñanzas previas sobre el sufrimiento, como parte integrante del camino cristiano hacia la gloria eterna. «Entrad por la puerta angosta, porque amplia es la puerta y ancho el camino que conduce a la perdición (...) ¡Qué angosta es la puerta y qué estrecho el camino que conduce a la Vida!» (Mt 7, 13-14). Ancho es el camino de la comodidad y el placer; estrecho es el camino del sacrificio y la penitencia.

De muchas maneras dijo Jesús a sus discípulos que la ruta de su seguimiento —la senda de la salvación— era un camino de cruz. «El que quiera venir tras de mí, que se niegue a sí mismo, tome su cruz y me siga» (Mc 8, 34).

«El que no carga con su cruz y viene en pos de mí, no puede ser mi discípulo» (Lc 14, 27). «El que no toma su cruz y me sigue, no es digno de mí» (Mt 10, 38).

Después de expresar esta alta exigencia, Jesús agrega: «Porque el que quiera salvar su vida la perderá; pero el que pierda su vida por mí y por el Evangelio la salvará» (Mc 8, 35). Ese "salvar" la propia vida para sí —retenerla— es reservarse para sí mismo el bien de la vida y los bienes de este mundo: ¡para mí, para mí, para mí! Lo que viene a ser tanto como perderse. Por contraste, perder la vida por Cristo es desasirse de todos esos bienes, y convertirlos en una ofrenda para Dios y en un servicio permanente para el prójimo.

Esa es la fecunda negación de sí mismo y la dichosa cruz de Cristo en nuestras vidas. Bien expresan estos versos clásicos, alguna vez atribuidos a san Juan de la Cruz, la tremenda *paradoja* de la vida cristiana:

Pierde si quieres ganar,
baja si quieres subir,
sufre si quieres gozar,
muere si quieres vivir.

Para hacer más "humano" y más "natural" el camino cristiano, no han faltado hombres de escasa fe que han discurrido un "cristianismo sin cruz". Pero ese camino, además de ser un "cristianismo sin Cristo", ha terminado por ser sumamente pesado, además de vacío: no lleva a ninguna parte. En cambio aquel *via crucis* predicho por él para los suyos, en unión con él y por pesado que a veces parezca, es paradójicamente suave y ligero: «Venid a mí todos los que estáis cansados y agobiados, que yo os aliviaré. Llevad mi yugo sobre vosotros (…) y encontraréis descanso para vuestras almas: porque mi yugo es suave y mi carga es ligera» (Mt 11, 28-30).

Jesús no ocultó a los suyos los padecimientos que les esperaban por el solo hecho de ser sus seguidores: serían maltratados y odiados a causa de su nombre (Mt 10, 17), serían perseguidos y calumniados (Mt 5, 11), como tantas veces ha ocurrido en la historia. Pero al mismo tiempo les prometió sentirse, como los apóstoles, «gozosos porque habían sido dignos de ser ultrajados a causa del Nombre» (Hch 5, 41), y «bienaventurados (…) porque vuestra recompensa será grande en el cielo» (Lc 6, 23).

Quien nada ha tenido que sufrir por su condición de cristiano hará bien en examinar su conciencia, por la posibilidad de haber acomodado su vida cristiana a la mundanidad (Rm 12, 2).

Jesús mismo anunció por tres veces la suerte que le esperaba, de manos de las autoridades religiosas de Israel y del poder romano: ser condenado a muerte, ser azotado y crucificado, y luego resucitar al tercer día (Mt 16, 21; Mc 10, 33-34; Lc 9, 44). Pero los tres evangelistas dejan constancia de que los discípulos no entendieron nada de estos anuncios, tan contrarios a la lógica mesiánica de los judíos, y también a la simple lógica humana, cuando no al sentimiento espontáneo de muchos creyentes (¿de nosotros mismos?).

Estamos llamados por el Señor a una vida de renuncia y de sacrificio (Lc 13, 24); a hacer penitencia por los pecados (Mc 1, 15), a desprendernos de todo afecto desordenado (Lc 14, 26) y del afán de las riquezas materiales

(Lc 16, 13), a ser puros de corazón (Mt 5, 8)... Pero se equivocaría quien pensara que una vida así es sombría o penosa. Lo triste y mísero es el pecado; el camino de Cristo es alegre y luminoso, y tanto más lo es, cuanto más y mejor se lleva la cruz de Cristo.

Es san Pablo, el gran teólogo de la cruz, quien lo afirma de muchas maneras en sus cartas: «Llevamos siempre y por todas partes en nuestro cuerpo la muerte de Jesús, para que también la vida de Jesús se manifieste en nuestro cuerpo» (2 Cor 4, 10). Y dicho de otro modo, con san Pablo: «No me he preciado de saber otra cosa entre vosotros sino a Jesucristo, y a Jesucristo crucificado» (1 Cor 2, 2).

2. El misterio de la cruz

Vamos a recorrer ahora, siquiera sea a vuelo de pájaro, los acontecimientos centrales de la Pasión de nuestro Señor Jesucristo, el misterio del supremo dolor y del supremo amor, que es también el primer objeto de la meditación y de la contemplación cristiana. Es al pie de la cruz, con los ojos puestos en Cristo crucificado, donde encontraremos la respuesta a nuestra pregunta del por qué sufrir, y donde aprenderemos a hacerlo con amor y por amor, pregustando ya en el dolor la alegría de la gloria de Cristo resucitado; y todo eso, no a la manera de una especulación brillante y docta, sino en la forma de una *presencia* tan real como la del patíbulo y la sangre derramada en él.

La Pasión se inicia en ese huerto llamado de los olivos, bajo la luna llena de la Pascua judía del año 30 de nuestra era. Jesús, rodeado de sus once apóstoles, con su rostro desencajado y la mirada perdida en el infinito, comienza a experimentar sentimientos que esos hombres —y nosotros con ellos— habríamos considerado imposibles en el Verbo de Dios encarnado, y más propios de la enfermedad o de la culpa: tedio, pavor, angustias de muerte (Mt 26, 37-38).

¿Cómo es posible una cosa así? Es posible porque todos los pecados del mundo, con su espantosa fealdad, empiezan a abatirse sobre su corazón, a invadir ferozmente su conciencia, y él siente todos y cada uno de esos pecados, depravaciones, crueldades, bajezas, infamias, inmundicias, falsedades, crímenes perpetrados desde Adán hasta el fin de los tiempos, como si los hubiera cometido él mismo, como si fueran *suyos propios*.

«A él, que no conoció pecado, Dios lo hizo pecado por nosotros, para que nosotros llegáramos a ser en él santidad de Dios», dice san Pablo (2 Cor 5, 21). Ese misterio es correlativo de este otro, no menos inaudito: «Tanto amó Dios al mundo que le entregó a su Hijo Unigénito» (Jn 3, 16). El Amor divino y el pecado humano se cruzan en el patíbulo preparado para Jesús en el Calvario.

A veces se piensa que la Pasión salvadora consistió en pagar Cristo la deuda que teníamos ante la Justicia de su Padre, ofendido por nuestros pecados. O también, que el castigo de esos pecados lo tomó Cristo en sustitución de nosotros, que lo merecíamos. Pero esas versiones, demasiado legalistas o jurídicas, no dan cuenta de la profundidad inconmensurable de la Pasión, tal como la expresa san Pablo en las palabras arriba citadas: Jesús tomó nuestros pecados como suyos, para que nosotros los pecadores recibiéramos como nuestra la santidad de Dios, es decir, la gracia santificante.

En todo caso, poco y nada percibirá de este misterio la persona que se haga una idea ligera del pecado mortal, y del desastroso estado de la humanidad caída (Rm 2, 24-32). Hay que tomar el peso de la gravedad de un solo pecado, y mucho más el de una infinidad de ellos, para asomarse a la horrible carga que Jesús se echó encima, no sobre sus hombros como el madero de la cruz, sino en el interior de su propio corazón, de su santísima conciencia, como haciendo suya toda esa podredumbre de la historia humana, que él, impecable como era, venía a expiar con sus padecimientos.

> *El Hijo no puede tener pecados de nadie como suyos propios.*
> *¡Como suyos los tiene!*
> *Ese 'como suyos' es el amor más loco de la Pasión,*
> *es el traje de sangre que viste ese enamorado loco del Redentor,*
> *es la cábala más secreta de ese escandaloso del Salvador,*
> *es la voz del demonio en su corazón,*
> *es el loco silbar del viento entre los olivos.*

Es por eso que Jesús, solo y triste hasta la muerte y postrado sobre el polvo del huerto (Mc 14, 34-35), eleva a su Padre del cielo esta oración increíble: «Padre mío, si es posible, haz que pase de mí este cáliz» (Mt 26, 39). ¡Pero si él ha venido al mundo a beber este cáliz nauseabundo de toda la porquería humana! (Jn 12, 27). Sí. Pero cómo le agradecemos que, en ese extremo de la angustia, él haya dejado hablar espontáneamente a su naturaleza humana: que se haya mostrado como *uno de nosotros*, que diga como nosotros: ¡no quiero sufrir! Es en este momento culminante donde se nos revela la seriedad absoluta de la Encarnación.

Y sin embargo, tras unos instantes de recogimiento, Jesús eleva al Padre la plegaria suprema, la más santa de cuantas se han elevado de la tierra al cielo, que brota del fondo —de la cumbre— de su querer salvífico: «pero no se haga mi voluntad, sino la tuya» (Lc 22,42). Así querríamos orar nosotros cuando la voluntad del Padre nos parece incomprensible o insoportable; así nos proponemos rezar siempre, sobre todo cuando sentimos la adversidad como superior a nuestras fuerzas. Porque nunca nos asemejamos tanto a Cristo —nunca *somos* tan Cristo, el *mismo* Cristo— como cuando oramos así.

A veces se puede sufrir un padecimiento excesivo, que por aplastante parece desbordar la resistencia humana. César Vallejo se lamenta así:

Hay golpes en la vida, tan fuertes... ¡Yo no sé!
Golpes como del odio de Dios; como si ante ellos
la resaca de todo lo sufrido
se empozara en el alma... ¡Yo no sé!

Pero incluso en esas penas más devastadoras de la vida, que experimentemos como desmedidas para nuestra debilidad, sigue siendo verdad la palabra de san Pablo: «No os ha sobrevenido ninguna tentación que supere lo humano, y fiel es Dios, que no permitirá que seáis tentados por encima de vuestras fuerzas; antes bien, con la tentación os dará también el modo de soportarla con éxito» (1 Cor 10, 13). Así como Él no nos manda hacer cosas imposibles, tampoco permite que nos pasen cosas insufribles.

En el huerto tiene lugar en seguida un episodio espantable, que nos narra san Lucas, médico: tendido en tierra,

Jesús empieza a traspirar, por todos los poros de su cuerpo, goterones de sangre que caen al suelo (Lc 22, 43). Se trata de un fenómeno rarísimo de somatización, que solo ocurre en situaciones de máxima angustia de la existencia humana. Tal es el apremio del corazón de Cristo —tal es el peso de los pecados del mundo— que se expresa de esa forma en el lenguaje del cuerpo, de su propio cuerpo. El poeta lo imagina así:

> *Esas gotas de sangre sobre el huerto*
> *caen oh Dios sobre el huerto*
> > *como si Dios mismo*
> *estuviera en su altura*
> > *agonizando.*

Vienen a continuación los episodios externos de la Pasión, que conocemos mejor por su mismo carácter, y que nos relatan los cuatro evangelistas con su lacónico lenguaje: la traición de Judas, la parodia de juicio ante el tribunal judío, la condena a muerte, el juicio de Pilato, el desprecio de Herodes, el horrible grito de la escoria del pueblo —«¡crucifícale, crucifícale!» (Jn 19, 6)—, los ultrajes de la soldadesca, la atroz flagelación de su cuerpo de arriba abajo con látigos terminados en puntas de metal, la coronación de espinas, las burlas y los insultos y los golpes sin número… Así lo presenta Gabriela Mistral:

> *Cristo, el de las carnes en gajos abiertas,*
> *Cristo, el de las venas vaciadas en ríos…*

El camino hacia el Calvario —el *via crucis*— lo recorre Jesús dando tumbos, bajo el peso aplastante de la cruz. Va agotado, casi agónico, muriéndose de sed por la abundante pérdida de sangre. Se desploma una y otra vez, y lo levantan a patadas e insultos —¡camina, judío tal por cual!, ¡levántate, perro!—, pero él se abraza al madero con amor, hasta llegar por fin —¡por fin!— al lugar de la ejecución.

Si Jesús ha sido desnudado, azotado, revestido de un manto de burla, coronado de espinas, ridiculizado, escupido, coronado de espinas, arreado al Gólgota como a una bestia, ¿qué tiene de extraño que un cristiano pueda sufrir *algo* de todo eso, una parte infinitesimal, en la forma de una desgracia penosísima, que bordea los límites de su resistencia física y moral? ¿Puede él decir entonces: es demasiado, no soy capaz?

En su caso, si nos llega alguna vez, no nos faltará la gracia del crucificado para abrazarnos a la cruz con amor, para ser confortados con el velo de la Verónica, para ser envueltos por la ternura de la Virgen María, para llegar por fin a la identidad con el salvador del mundo.

La crucifixión es el modo más terrible que haya inventado la crueldad humana para infligir a un condenado la pena capital. Tras ser clavadas al madero sus manos y luego sus pies, Jesús muere lentamente, muy lentamente y de puro sufrimiento, de calambres, de desangramiento, de asfixia, de sed: su cuerpo entero se convierte en su propia cruz, mientras consume sus últimas energías en las maravillosas siete palabras —de amor, de perdón, de entrega rendida a su Padre del cielo— que pronunció desde lo alto de ese patíbulo, convertido por él en su trono de gloria.

Nos conviene ser realistas en nuestra idea e imagen de Cristo crucificado, como realista es el poeta que lo representa así, siguiendo la documentación histórica de las crucifixiones romanas:

En efecto vienen los perros a lamer su sangre,
en efecto morderían sus pies si Juan no los espantara,
en efecto está lleno de moscas que nadie le espanta,
en efecto el calambre tetánico le tritura el tórax,
en efecto trata de alzarse sobre los pies para respirar
el aire, qué se ha hecho del aire de toda Judea...

El que sufre puede sentir la tentación de decir, ante Cristo crucificado: Sé que sufriste más que yo, más que nadie, pero tú, como Dios que eres, contaste con fuerzas y con privilegios que yo no tengo. Pero pensar así sería un error que falsearía la entera crucifixión, porque la divinidad de Jesús no fue una especie de blindaje celestial que contrarrestara su dolor, sino todo lo contrario: fue como una caja de resonancia, un espacio multiplicador que expandía su dolor hacia las inmensidades del universo. Frente a él no caben las fantasías y los pensamientos vanos, sino solo el amor, la adoración, el agradecimiento. Así lo experimenta Gabriela Mistral en la primera y en la última estrofa de su poema:

En esta tarde, Cristo del Calvario,
vine a rogarte por mi carne enferma;
pero al verte, mis ojos van y vienen
de mi cuerpo a tu cuerpo con vergüenza.

Y solo pido no pedirte nada.
Estar aquí junto a tu imagen muerta
e ir aprendiendo que el dolor es solo
la llave santa de tu santa puerta.

Al pie de la cruz estaba su madre, la Virgen María, traspasado de congoja su corazón. Así le canta el célebre himno *Stabat Mater*, difícil de traducir porque el *stabat* latino es más que "estar": indica una permanencia a toda prueba.

La Madre Dolorosa
de pie permanecía
llorando frente a la cruz
donde su hijo colgaba.

Madre, fuente del amor,
hazme sentir tu dolor:
déjame llorar contigo.

No ha habido nunca en la tierra un sufrimiento como el suyo, salvo el de su hijo, y nadie lo ha padecido con tal sumisión a la voluntad de Dios. Leemos en la Escritura estas palabras que se aplican a ella: «Oh vosotros que pasáis por el camino, mirad y ved si hay dolor como mi dolor» (Lm 1, 12). Fue entonces, junto a la cruz, cuando Jesús nos la dio por madre nuestra: «Mujer, ahí tienes a tu hijo» (Jn 19, 26). Ese hijo que es Juan y que es cada uno de nosotros pide a su madre, la Dolorosa, su intercesión para aprender a recibir toda adversidad con una obediencia al querer divino semejante a la suya.

También pedimos a ella, para nuestros momentos de mayor dolor, algo de esa inmensa fe suya ante su hijo que agonizaba. Al pie de la cruz, ella tenía delante el más rotundo desmentido de las promesas que el ángel le había hecho en la Anunciación: que su hijo, el Hijo del Altísimo, reinaría en el trono de David su padre, y su reino no tendría fin

(Lc 1, 32-33). Y mientras su hijo agonizaba en el patíbulo de la cruz, y su reino sucumbía en las tinieblas, ella creyó contra toda evidencia, ella esperó contra toda esperanza que se cumpliría la promesa del cielo, el reino eterno de Cristo. Con una ínfima parte de esa fe y de esa esperanza, nos parece que seríamos capaces de enfrentar las mayores pruebas de la vida sin derrumbarnos.

Cuando en medio de la adversidad clamamos al Señor y Él no responde, cuando Él responde con el silencio —¡el silencio de Dios!—, nos conviene recordar entonces la pregunta de Jesús antes de morir: «Dios mío, Dios mío, ¿por qué me has desamparado?» (Mt 27, 46). Nunca se conmovió y se complació tanto el Padre como en esa palabra de su Hijo amado, que expresaba un desamparo infinito, una pregunta sin respuesta, un abandono ciego. Y en seguida, al expirar, «clamando con una gran voz, dijo: Padre, en tus manos encomiendo mi espíritu» (Lc 23, 46).

El silencio de Dios es una cosa terrible. Lo experimentamos, aunque sea en un grado ínfimo, cuando en medio de una tragedia —personal o colectiva— el mundo nos pregunta, la gente nos pregunta: «¿Dónde está tu Dios?» (Sal 79, 10), y no tenemos respuesta alguna que dar, porque al silencio de Dios sigue el nuestro: ¿qué podemos decir? Nada. De la agonía de Cristo nos vendrá entonces la fortaleza para creer y callar, para callar y creer.

San Pablo resume así los misterios de la Encarnación y la Pasión del Señor:

Teniendo la naturaleza de Dios, se anonadó a sí mismo (...) tomando la forma de siervo y, en su condición de hombre,

se humilló y se hizo obediente hasta la muerte,
y muerte de cruz. Por lo cual Dios lo exaltó
y le otorgó el nombre que está sobre todo nombre,
para que al nombre de Jesús se doble toda rodilla
en los cielos, en la tierra y en los abismos (Fil 2, 6-10).

Solo Dios sabe cuántas personas heridas, humilladas, vencidas, deshonradas, abatidas se han levantado de su postración con la fuerza de ese nombre, susurrado en la forma casi infantil de una plegaria: ¡Jesús, Jesús, sé para mí siempre Jesús!

Cristo en la cruz: ¡la salvación, la redención del género humano, el perdón de los pecados, el cielo abierto para los pecadores arrepentidos! Porque no fueron los judíos ni los romanos quienes lo crucificaron, sino todos y cada uno de nosotros, los pecadores: los soberbios, los infieles, los desamorados, los egoístas, los injustos, los descreídos, los impuros, los codiciosos...

Todos podemos apropiarnos de estos versos:

Jesús, en ti confío. Pero tú
no confíes en mí, que en un abrir
y cerrar de ojos te he crucificado.

Al mismo tiempo somos todos los seres humanos, uno por uno, no en general sino personalmente, los destinatarios del sacrificio redentor de Cristo. Así lo expresa el poema de Eduardo Anguita:

Nuestro Señor Jesucristo subió al Calvario por el Chico Molina
Murió exclusivamente por la señora Hortensia

80

Por los caldeos por los intermediarios los soberbios los jordanos
los Meneses los ejecutivos...
No sigamos nombrando por qué única creatura padeció y mu-
rió Nuestro Señor Jesucristo
Todos saben que fue por mí solamente por mí
Totalmente por mí.

Cristo crucificado, dice san Pablo, es «escándalo para los judíos y locura para los gentiles», pero para todos los que creen, judíos y griegos —y para nosotros—, él es «fuerza de Dios y sabiduría de Dios» (1 Cor 1, 23-24). La respuesta al problema del por qué sufrir nos llega de Jesús en la cruz, y no con las sabias palabras de un discurso, sino con el poder de una presencia que, al ser acogida en el alma, la llena de una paz que no es de este mundo, porque viene de Cristo resucitado. «Que por su Pasión y su cruz seamos llevados a la gloria de la Resurrección»: así reza la oración final del *Angelus*.

Jesús de Nazaret *es* la santidad del dolor humano.

La oración por excelencia del cristiano es la que repasa, medita y contempla la Pasión de Cristo. Es la que más puede mover el alma al ejercicio de todas las virtudes: a la humildad, a la gratitud, a la paciencia, a la fortaleza, a la misericordia, a la templanza, a la pureza de corazón. Y en esa escuela del dolor superlativo aprendemos a sufrir con mansedumbre y entereza, con reciedumbre y buena cara, con paz y alegría cuanta adversidad nos deparen la libertad de las personas y los elementos de la naturaleza. Es solo allí, a los pies de la santa cruz, donde nos es dado llegar a ser realmente otro Cristo y el mismo Cristo.

A los pies de la cruz vienen hoy a arrodillarse los que sufren toda suerte de males: los que han sido abandonados por sus seres queridos, los que no poseen una mala choza donde cobijarse, los santos perseguidos como malhechores, las víctimas inocentes de la ideología de género, los incurables en el fondo de los hospitales, los objetores de conciencia de las leyes inicuas, los que quedaron solos sin remedio, los enamorados que no son correspondidos, los disidentes de lo políticamente correcto, los sabios expulsados de los templos del saber, los padres de familia numerosa y pobre... La Iglesia canta así a la cruz del Gólgota:

Oh cruz fiel, entre todos
los árboles, el único
de tan alta nobleza.
No hay bosque que produzca
tales hojas, tales flores,
tal semilla de grandeza.

La Resurrección gloriosa del Señor al tercer día es parte integral del misterio de nuestra redención, que por eso mismo llamamos así: el misterio *pascual*. Jesús resucitado es la victoria divina y humana sobre el pecado y el dolor y la muerte. Por más que la batalla se prolongue hasta el fin de los tiempos, en el instante pascual perdieron los poderes del infierno la batalla definitiva. En su retirada hacen todo el mal que pueden, pero la Resurrección selló su derrota para siempre.

Sin la Resurrección, afirma san Pablo, seguiríamos en nuestros pecados, vana sería nuestra fe y vacía nuestra esperanza, y seríamos los más desgraciados de todos los hombres (1 Cor 15, 14-19). Y nosotros podríamos añadir que, en esa hipótesis, el dolor humano seguiría siendo un absurdo y un sinsentido. Porque si a Jesús se lo hubiera tragado la tierra sin retorno, su Pasión y muerte podría considerarse el heroico ejemplo de un dolor extremo, sufrido con amor por una causa altísima, pero no más que eso, no algo capaz de dar un sentido real y salvífico al sufrimiento y a la vida entera.

El salmo 118 celebró en estos términos proféticos el vuelco absoluto de la Resurrección: «Este es el día que ha hecho el Señor, ¡alegrémonos y regocijémonos en él!» (24). También en estos términos un tanto toscos puede decirse ese gozo pascual:

Sin la Resurrección, nada!
Con la Resurrección, todo!
Sin la Resurrección
qué diantres hacemos aquí metidos en este hoyo inmundo
donde la muerte comienza en cuanto nacemos
y la vida es el aperitivo de los gusanos.
Con la Resurrección
brindamos en la sala de espera del paraíso
bebiendo un vinillo que embriaga a los mismos ángeles,
y las penas más negras de este pobre mundo
son la Resurrección que ya comenzó!

Así, pues, la verdadera santidad del dolor procede del íntegro misterio pascual, es decir, de la indisoluble continuidad de la Pasión y muerte con la Resurrección gloriosa del crucificado. Y para nosotros, la santificación del padecimiento reside en nuestra unión con Cristo muerto, sepultado y resucitado, que es también la esperanza de nuestra futura resurrección gloriosa. Solo así se explica la audaz oración de san Josemaría: «Bendito sea el dolor, amado sea el dolor, santificado sea el dolor, glorificado sea el dolor» (*Camino*, 208).

Quien participe con fervor de la santa Misa, sacrificio del altar y memorial de la Pasión y Resurrección del Señor, estará en inmejorables condiciones para seguir sus pasos: para ofrecer con ánimo alegre las adversidades de la vida, por el bien propio y de sus prójimos, y para gloria de la santísima Trinidad.

Cristo está en agonía hasta el fin del mundo. Así como descienden sobre el crucificado todos los pecados del mundo, así también ascienden por la cruz a los altos cielos todos los dolores de los hijos de Dios, todas sus penas y lágrimas, santificadas y glorificadas por la sangre que derraman las heridas abiertas del salvador.

La Resurrección de Jesús de Nazaret es el hecho supremo de la historia. Es la coronación del hecho correlativo de la Encarnación. Y es la divinización del sufrimiento humano sobre la tierra.

Tenemos mil imágenes de Cristo crucificado. ¡Los crucifijos! Se supone que a un cristiano no debe faltarle uno en su habitación. Chesterton ideó la parábola del hombre que no toleraba crucifijos en su casa, ni en el cuello de su mujer, y que luego empezó a derribar las cruces de los caminos, y la del campanario de una iglesia. Y como por todas partes veía cruces, se puso a destruir los palos cruzados de las cercas del campo, y así hasta que se volvió loco. Esta es, dice el autor, la parábola de los racionalistas que empiezan rompiendo la cruz y terminan por desbaratar el mundo entero. Y en efecto, por todas partes se encuentran crucifijos de todos los tamaños y materiales posibles. Así los ve el poeta:

Un crucifijo es la inmensidad del amor de Dios
colgada en cualquier parte, pintada, de bolsillo.
Se abre cualquier recinto de la historia de la salvación
y aparece la inmensidad descolgándose del mismo cielo,
y aparece tranquilamente en su espejo Dios.

Demos ahora un paso atrás para preguntarnos, a la vista de la Pasión y muerte de Cristo en la cruz: ¿por qué *tanto, tantísimo* dolor? ¿Por qué ese extremo inconcebible, si sabemos que él podría habernos redimido con muchísimo menos, con una sola gota de su sangre, incluso con un mero gesto, con un simple pensamiento suyo?

En una primera instancia, esta pregunta podría responderse con otra: ¿por qué tanto, tantísimo pecado, por qué tanta, tanta violencia, lujuria, arrogancia, bestialidad, mentira, sacrilegio, genocidio, engaño… y aquí un interminable etcétera? La malignidad de un solo pecado grave es insondable para nosotros; solo Dios la conoce, solo Cristo crucificado la percibe.

Esta pregunta nuestra, sin embargo, no guarda proporción con el sufrimiento de la cruz, porque la Pasión es infinitamente más buena que malo es el pecado del mundo. Pues el fruto de la cruz no es solo el perdón de nuestros pecados: la cruz nos hace también hijos de Dios, partícipes —consortes, dice san Pedro— de la naturaleza divina (2 Pe 1, 4), y herederos de la gloria eterna.

Con mayor razón, entonces, nos volvemos a preguntar: ¿por qué tuvo que ser tan dolorosa la Pasión? La última palabra de este exceso es una sola: *el amor*. Dice Jesús: «Nadie ama tanto como el que da la vida por los que ama» (Jn 15, 13). El suyo es un amor a la medida de la inmensidad de su corazón. Una sentencia ya clásica explica así la demasía de su padecimiento: tanto es el dolor, cuanto es el amor.

Este no es solo un principio teológico, sino un hecho que tiene también su verdad humana entre nosotros. Cuando alguien ha realizado un sacrificio grande por una persona que ama, esta piensa de él: ¡cuánto me quiere! O a la inversa: cuando se le ha negado un servicio, un favor, un sacrificio: ¡qué poco me quiere, cuando no ha sido capaz de sufrir o de hacer tal cosa por mí!

El excesivo sufrimiento de la Pasión se debe, pues, a la inmensidad del amor de Cristo por todos y cada uno de nosotros los pecadores; a la inmensidad de su dolor por todos nuestros pecados, y a la inconmensurable voluntad de salvarnos de todos ellos en la cruz. Y podríamos añadir que su dolor por nuestros pecados fue aun mayor que todos los tormentos físicos y morales de su Pasión, con ser estos tan enormes.

La clave del misterio del dolor está en el amor. La sabiduría cristiana ha plasmado esta verdad en unos versos del romancero popular:

Corazón que no quiera
sufrir dolores,
pase la vida entera
libre de amores.

Dice lo mismo en forma positiva el refrán: «Que las penas de amor ya no son penas». Del clásico poema de Juan del Encina citaré la primera y la última estrofa:

Más vale trocar
placer por dolores
que estar sin amores.

Amor que no pena
no pida placer,
pues ya le condena
su poco querer.

Incluso un poeta tan alejado de la fe, Louis Aragon, uno de los fundadores del surrealismo, pudo escribir este verso:

No hay amor que no sea con dolor.

En la figura de Cristo crucificado podemos leer como en un libro abierto la inmensidad del amor con que hemos sido amados: «amor excesivamente grande» lo llama san Pablo (Ef 2,4). Diríamos en términos metafóricos que Dios mismo no podía haber ido más lejos, en su voluntad de ganarnos y hacernos libremente suyos y guardarnos al abrigo de su corazón, pues eso significa "salvarnos" en su sentido integral.

Pero no es la sola intensidad del dolor de Cristo lo que nos redimió, ni lo que dio sentido salvífico al dolor humano. Otros hombres pudieron haber padecido dolores semejantes, ya que no iguales. Lo que nos redimió es el *amor* divino con que el dolor humano de Cristo se proyectó hacia el infinito. Él se ofreció a sí mismo con un amor inconmensurable como víctima de propiciación, como sacrificio de rescate para librarnos de la esclavitud del pecado. El suyo es el sacrificio perfecto de expiación, el sacrificio de la nueva Alianza (1 Cor 11, 25), sellado por la sangre del Cordero de Dios que quita el pecado del mundo (Jn 1, 29).

Para revelar el sentido último del sufrimiento —tal es su misterio—, fue necesario que una Persona divina viniera al mundo a padecerlo. Solo el Verbo encarnado y clavado en el patíbulo de la cruz pudo revelarlo en los únicos términos convincentes: los del amor. «Habéis sido comprados a un alto precio», dice san Pablo (1 Cor 6, 20). Emily Dickinson prolonga así esta sentencia:

Es un precio tan alto
como la misma Gracia.
El Señor no creyó
que fuera exorbitado
pagarlo con la Cruz.

En cuanto a nosotros, en las penas y tribulaciones nuestras realizamos el sentido divino del dolor cuando amamos, cuando sufrimos con amor a Dios y al prójimo; cuando no permitimos el ensimismamiento que de suyo tiende a producir el dolor, sino que nos abrimos a una dimensión superior que viene de fuera de nosotros mismos, y que en forma expresa es la gracia de Dios, pero en forma implícita puede ser también un motivo ético-religioso superior, sobre todo el amor al prójimo.

Es esto último lo que ocurre en el orden natural cuando los padres padecen por sus hijos, los fieles por su

Iglesia o los pastores por sus fieles, los ciudadanos por su patria, los sanos por los enfermos que cuidan, los pudientes por los más necesitados… Otro tanto sucede cuando sufrimos por librar a otros del dolor, cuando hacemos de él una ofrenda por seres queridos, por causas nobles, o para expiar las culpas propias o ajenas; en suma, cuando nos trascendemos a nosotros mismos por obra del amor al prójimo.

Así nosotros, al pie de la cruz, y junto a la madre del crucificado, recibiremos la fuerza para santificar —¡para divinizar!— el hambre, la pobreza, la calumnia, la soledad, las penas de amor, la enfermedad, el fracaso, la deshonra y, con mucha mayor frecuencia, cuantos males menores que esos —las pequeñas cruces de cada día— podamos encontrar en nuestro camino.

En Cristo, el Hombre-Dios crucificado, podemos alcanzar el santo *endiosamiento* de nuestros dolores. En el extremo opuesto de nuestras posibilidades, al pecar realizamos el endiosamiento *maligno* de nuestros primeros padres —«seréis como Dios»—, porque de espaldas a Dios nos hacemos ley para nosotros mismos. Entre estos dos polos transcurre la vida cristiana: entre la gracia que diviniza nuestras penas —«¡glorificado sea el dolor!»—, y el pecado que las hace estériles o las envicia.

Es frecuente la simetría inversa entre los dos adanes, Adán y Cristo, el pecador y el redentor. Escribe Quevedo:

Adán en paraíso, vos en huerto,
él puesto en honra, vos en agonía (…),
cáliz bebéis, que vuestro Padre envía,
él come inobediencia, y vive muerto.

También John Donne se hizo cargo del simbolismo del primer Adán y del segundo, el que cae y el que salva (1 Cor 15, 45):

Pienso que el Paraíso y el Calvario,
la cruz de Cristo y el árbol de Adán y Eva
están clavados en el mismo sitio.
Encuentra en mí, Señor, los dos Adanes:
el sudor del primero me cubre todo el rostro
y la sangre del segundo abraza mi alma toda.

Escribe san Pablo: «Yo completo en mi carne lo que falta a los sufrimientos de Cristo en beneficio de su cuerpo, que es la Iglesia» (Col 1, 24). ¿Qué puede faltar a la Pasión de Cristo, tan completa y sobreabundante que él pudo decir en la cruz: «Todo está consumado» (Jn 19, 30)? Nada le falta, por supuesto, pero él ha querido prolongar su Pasión en nosotros, en nuestras penas y tribulaciones, en las vicisitudes de la Iglesia, para que también en nosotros —que somos su cuerpo— se complete nuestra redención, ¡nuestra resurrección! Lo que falta a la cruz es la irradiación de los dolores de Cristo a lo largo de los siglos.

En el mundo cristiano, e incluso en el lenguaje común, se ha hecho costumbre llamar "cruz" a todo hecho doloroso, duro de sobrellevar, penoso, ingrato, etc. Pero esa cruz no es todavía la cruz de Cristo. Esa cruz a secas, como sinónimo de sufrimiento, es un simple hecho que no tiene ningún valor especial. Es simplemente algo que ocurre en contra de nuestra voluntad, de nuestro deseo, de nuestras expectativas. Es solo una parte integrante de la condición humana, lo mismo que el placer: es un mero hecho. Su valor depende del sentido que le demos: del sentido que el dolor *pide* recibir.

El desafío cristiano consiste en transformar esa cruz a secas en cruz de Cristo; consiste en padecer aquellos hechos negativos con unión de amor a Cristo crucificado y resucitado, *por él y con él y en él*, y con el correspondiente sentido de expiación de nuestros pecados. De allí aquella metáfora, según la cual nuestra tarea es transformar la cruz del mal ladrón —con quejas y alegatos— en la cruz del buen ladrón, con su arrepentimiento de los pecados de su vida pasada, y con esa súplica dirigida al crucificado del medio, con esa palabra que le vale la entrada en el paraíso: «¡Acuérdate de mí cuando estés en tu reino!» (Lc 23, 42).

Puesto que fuimos nosotros los pecadores todos quienes crucificamos a Cristo, bien podemos decir:

Soy yo quien dormía en el huerto mientras él traspiraba sangre por mis pecados.
Soy yo quien lo traicionó con un beso de mi sucia boca.
Soy yo la tropa que vino con garrotes y espadas a tomarlo preso.
Soy yo quien lo llevó con sogas y cadenas al tribunal de Caifás.
Soy yo quien lo condenó a muerte por ser el Hijo del Dios Altísimo.
Soy yo el tribunal que lo sentenció a la cruz y se lavó las manos hasta hacerlas desaparecer.
Soy yo los pobres diablos que lo flagelaron hasta desollarlo vivo.
Soy yo los carpinteros que lo ensartaron al patíbulo de la cruz.
Soy yo el tercer día llamado Pascua de Resurrección.
Soy yo el que lo vio resucitado con estos ojos que se comerá la tierra.

IV.
QUIERO LO QUE QUIERAS

1. EL DOLOR COMO UN HECHO NATURAL

¿Es el dolor un bien? ¿Es un mal? Considerado en sí mismo, y al margen del sentido que el hombre pueda darle, el dolor es un mero y simple hecho, según acabamos de decir; y como tal, carece de bondad o de maldad propia. En términos de valor, depende enteramente de cómo se lo tome el hombre, de cómo lo reciba y lo padezca, de qué haga con él.

Desde luego, el dolor no es de suyo un bien, y la revelación divina nos hace saber que no entraba en el proyecto original de Dios para el hombre en el paraíso: entró en el mundo a causa del pecado (Gn 1, 8. 17-19). Y en la perspectiva del orden natural, el dolor nos parece claramente un *mal*, en cuanto es contrario al bien debido a la naturaleza humana: contrario al bien de nuestra sensibilidad y de nuestra integridad física, psíquica y espiritual;

contrario a nuestra salud, a nuestras aspiraciones morales, a las posibilidades de nuestra existencia...

Si bien el único y verdadero mal de la condición humana es el pecado, la ofensa a Dios y el daño de nuestras almas —el pecado, y no el dolor—, sin embargo sería insensato estimar bueno en sí mismo el dolor físico, el fracaso, la angustia, la deshonra y, en fin, la frustración humana en sus mil formas posibles. Solo la patología del sadismo y del masoquismo, y en el orden espiritual el "dolorismo" —la morbosa complacencia moral en el propio sufrimiento—, pueden valorar el dolor en forma positiva.

Si el dolor fuera bueno, no existiría el problema que nos estamos planteando en estas páginas, y tampoco sería necesaria la cruz de Cristo para encontrar su sentido. El solo hecho de plantearnos el problema, así como de apelar al misterio de Cristo crucificado para redimirlo, nos hablan del *mal* —primario y relativo— de nuestros dolores, y de todas las formas en que ellos se desglosan: pena, adversidad, tribulación, pesadumbre, contrariedad... Por algo tendemos a deplorarlos, o incluso a reclamar al cielo cuando vienen. La reacción espontánea —y del todo legítima— de rechazo y disgusto que ellos nos producen, desde niños en adelante, desde la cuna hasta la tumba, muestra a las claras que el sufrimiento no es de suyo un bien. En su conocida canción, Violeta Parra profiere terribles maldiciones contra el dolor:

Maldigo del alto cielo
Cuánto será mi dolor

Maldigo profano y santo
Cuánto será mi dolor.

Así puede ser el dolor en su estado natural. No obstante, aunque no posea ningún valor en sí mismo, puede llegar a adquirirlo por la reacción que provoca, siempre que esa reacción sea la adecuada: no la queja, menos aun la blasfemia, sino aquella reacción que supera el sufrimiento por la ascensión del alma a un plano superior de naturaleza moral —la paciencia, la fortaleza, la solidaridad, el altruismo—, pero sobre todo de índole religiosa: la trascendencia, el amor a Dios y al prójimo, la oración.

Con todo, también en el orden puramente natural, y sin el recurso expreso de la fe, la experiencia y la sabiduría humanas han podido encontrar en el sufrimiento ciertos valores y beneficios, y al menos un vislumbre de su sentido, cuando se lo sobrelleva en el contexto de una vida moralmente recta. Ya los antiguos paganos supieron que *per aspera ad astra*: que es áspero el camino a los astros. Y nosotros decimos que "el que quiera celeste, que le cueste"; que "todo lo bueno cuesta"; que el camino de los bienes superiores suele ser arduo y va de subida, y que los valores más altos exigen una cuota importante de sacrificio, de esfuerzo y renuncia.

Así lo argumentó la sabiduría del taoísmo, del budismo, del estoicismo; así también la ética de Sócrates, Platón, Aristóteles, Plotino… Y así la conciencia de tantos sabios y autores de todas las épocas en Oriente y Occidente. Y la fe cristiana no desdeñó nunca esas doctrinas, sino que las completó y elevó al orden de la salvación. Del valor natural del sufrimiento, así como de su transformación, escribe Wordsworth:

El que se atreve a ir en compañía del dolor,
del temor, de la sombra, de la sangre,

convierte su necesidad en ganancia gloriosa,
y así lo controla, lo subyuga y lo transforma.

Pertenecen a esa sabiduría natural de la humanidad las afirmaciones de esta especie: el dolor tiene cierta capacidad de purificarnos del mal, de purgar nuestras culpas, de elevar el alma, de enaltecer nuestros amores, de comprender mejor a los que sufren, de acrisolar nuestros conocimientos, de hacernos más humildes, de incitarnos a añorar el cielo y, en suma, de profundizar en nosotros una dimensión superior de la vida. Podemos encontrar ya esas virtualidades en la Ilíada y la Odisea, en las tragedias de Sófocles y Eurípides, y en los mitos y leyendas de los pueblos antiguos, por no hablar de sus religiones.

Y de allí en adelante, rara será la filosofía que no contemple esos valores positivos del padecimiento. Aristóteles observa, por ejemplo, que la virtud hace su aparición en la adversidad; que solo se aprende mediante el dolor, y que amamos más aquello que hemos conseguido con mayor esfuerzo.

Innumerables son las variaciones del antiguo adagio de Horacio: *per aspera ad astra*. Solo por el camino de lo arduo, de la dificultad y del dolor, se llega a realizar los valores más altos de la vida. De muchas maneras se ha glosado ese lema; nos contentaremos con esta:

Sí, per aspera ad astra: por la senda escarpada
la voluntad se crece camino de los astros;
así el vuelo del águila hacia los altos cielos
mira al sol de hito en hito y en su luz se sumerge.

León Bloy, cristiano católico, afirma —sin referencia explícita a su fe— esta verdad de orden natural: el dolor entra en el alma para abrir en ella espacios nuevos, espacios que antes no existían, espacios que sin el dolor no habrían llegado nunca a existir. Pienso que todos, con fe cristiana o sin ella, hemos podido *experimentar* algo de esta naturaleza en nuestras vidas, y cómo tras una pena grande —si se la llevó bien— el alma se nos ha dilatado, han crecido nuestra experiencia de la vida y nuestra sabiduría moral, y desde luego nuestra solidaridad con todos los que sufren. Innumerables son los grandes personajes de la historia que atestiguan este ensanchamiento del espíritu por obra del sufrimiento.

Esos espacios abiertos por el dolor los suele llenar primordialmente, en la naturaleza humana, el amor de los padres por sus hijos. La maternidad y la paternidad, pero sobre todo la primera, engrandecen el corazón de los padres y les llevan a realizar esos enormes sacrificios, a menudo heroicos, que llevan consigo el sustento, la crianza y la educación de su prole, y esto de modo tan natural, que ellos mismos no los llamarían sacrificios. Hemos dicho que donde hay amor hay dolor; agregaremos ahora que los más altos sufrimientos suelen ser los que, por obra del amor, no se llaman así y ni siquiera se los menciona. Cuando nuestros padres se desvivían por nosotros, ¿acaso llamaban dolor a esos innumerables sacrificios de nuestra crianza y educación?

Otro tanto ocurre entre marido y mujer dentro del matrimonio. Una prueba del amor conyugal es la medida del sacrificio que cada cónyuge está dispuesto a realizar por el otro, medida que crece con la maduración —a veces ardua— de ese amor a lo largo del tiempo. Y si hay mucho de instintivo en esos amores y en esos sacrificios, por el hecho de ser humanos abarcan todo su ser, desde lo más corporal a lo más espiritual. Hace varios siglos escribió Gutierre de Cetina:

Dichoso aquel que siente lo que siento,
dichoso el obstinado sufrimiento,
dichoso mal que tanto bien ordena.
Dichoso aquel dolor que de vos viene,
¡felice el alma que por vos suspira!

Como se aprecia, el dolor valioso obtiene por lo general su valor del amor que lo origina o acompaña. El amor —todo amor verdadero— tiene la capacidad de dar sentido al dolor: al dolor de amor.

Viktor Frankl cuenta que recibió en su consulta a un hombre que, habiendo enviudado de su esposa, a quien amaba intensamente, no encontraba ya ningún sentido a la vida. En la impotencia de ayudarlo, a Frankl se le ocurrió sugerirle lo siguiente: si hubiera muerto él antes que ella, sería ella la que estaría sufriendo la viudez que él sufría ahora. Luego al quedar viudo, él estaba ahorrándole a ella ese sufrimiento. Esto desconcertó primero al paciente pero, una vez repuesto, vio la luz. Al sobrevivir a su esposa, estaba haciendo algo grande por ella, lo que daba un sentido a su dolor y, por eso mismo, a su vida. En otro contexto, Bukowski expresa un sentimiento parecido:

No es mi muerte lo que me preocupa,
es mi esposa, porque la imagino

sola junto a este
montón de nada.

Todavía en el orden natural y previo a una creencia religiosa, pensamos cuántas almas grandes, conocidas o ignoradas —héroes incluso— hay en el mundo entero, que padecen las adversidades de su vida y de su pueblo con admirable paciencia y fortaleza, por causas nobles de toda índole: por la patria, por la familia, por las personas amadas, por el trabajo, por la legítima defensa del país, por la libertad, por la justicia, por el territorio o el terruño, por la tradición, por las artes y ciencias y letras, por la cultura toda, desde la más popular a la más ilustrada…

Pero el dolor tiende de por sí, de buenas a primeras, no a engrandecer sino a ensimismar al que sufre, a encerrarlo en sí mismo, y ese es su primer daño. Es claro que el dolor físico puede invadir toda la conciencia y apoderarse de ella; entonces todo el hombre es estómago, es cabeza, es muela, es columna. También un dolor moral intenso puede hacer que todo el sujeto sea angustia, desesperación, desconsuelo: reclusión de la conciencia dentro de sí. Dicho en verso de autor desconocido:

En el silencio del padecimiento
brota un mundo cerrado como un claustro.
Hay que salir de sí a toda carrera.
Hay que salir de allí como se sale
de un incendio, de un paraíso en llamas
al aire libre de la creación.

Solo si se conjura el peligro de esta reclusión, el sufrimiento puede producir en nosotros el efecto contrario:

elevarnos sobre nosotros mismos, sobre nuestro pequeño yo, y engrandecer el espíritu. Cuando no recluye en su propia conciencia al que sufre, es posible que el dolor estimule el resultado opuesto: el de *trascenderse* a sí mismo, el de abrirse a lo alto. Si esto ocurre en un alma grande —y quizá solo en ella—, se cumple la sentencia de Pascal: el hombre sobrepasa infinitamente al hombre, es decir, lo trasciende. ¡Hay que trascenderse! Pero esta afirmación roza ya los bordes de la fe cristiana.

Quizá todo aquel que sufre con paciencia está en una relación, patente o encubierta, con la cruz de Cristo. Puede ser un principio de gracia divina el que opera en quienes padecen grandes penurias sin perder la serenidad, aunque ignoren el nombre y la historia de quien eligió el dolor como el camino de nuestra redención.

Hay aptitudes que el sufrimiento puede desarrollar siempre y cuando se le dé algún sentido positivo: recogimiento interior —muy distinto del ensimismamiento—, capacidad de reflexión y meditación, paciencia, reciedumbre, desagravio y reparación, misericordia, generosidad, grandeza de alma, maduración humana y, sobre todo, capacidad de amar. Pero una vez más, esta verificación es un tanto circular, puesto que supone, al menos en forma implícita, aquellas cualidades, y entre ellas la dimensión religiosa —cuando no cristiana— de la existencia. Baudelaire, uno de los "poetas malditos", escribe:

Bendito seas, Dios mío, que nos das el dolor
como cura divina de nuestras impurezas.

Documentaré este proceso con el terrible relato autobiográfico de Fedor Dostoievski, el gran escritor, que en su temprana juventud fue condenado por razones políticas a trabajos forzados en un presidio de Siberia. En *La casa de los muertos* —los presidiarios le parecían como muertos en vida— describe él serenamente los horrores inauditos, las torturas a manos de carceleros bestiales, las degradantes condiciones físicas y morales, las siniestras humillaciones que sufrió allí durante cuatro años.

Pudo él haber quedado destruido para siempre por esos padecimientos, y dominado por el odio y la exasperación. Pero nos cuenta, en cambio, que salió de la prisión en paz, contento y agradecido por esa experiencia, porque produjo en su vida un gran cambio positivo: el dolor engrandeció su corazón y lo elevó a nuevas alturas de solidaridad humana, de compasión y de profundidad espiritual. Sin esa experiencia, tal vez su propia obra literaria no habría alcanzado la grandeza que la caracteriza.

Es curioso el parecido de su caso con el de otro novelista ruso, Alexander Solzhenytsin, un siglo más tarde. Con *El archipiélago Gulag*, este escritor abrió los ojos al Occidente sobre la red de campos de concentración soviéticos. Los conocía bien, porque durante más de ocho años fue confinado a uno de ellos por disidente. Y contaba que fue allí, en la podredumbre de la prisión, en los trabajos forzados, donde despertó a una conciencia más profunda del bien y del mal. Y después, recordando los años de su encierro, para asombro de sus amigos exclamaba: ¡Bendita seas, prisión! Y lo mismo que Dostoievski, en su obra literaria se refleja el efecto engrandecedor de aquella década de sufrimiento.

A su vez Viktor Frankl estuvo en cuatro campos de concentración nazis durante la segunda guerra mundial, reducido —según cuenta— a la mínima expresión humana. Allí el dolor, en vez de aniquilarlo, le enseñó una gran verdad: que pueden quitarle todo a uno, menos la libertad de elegir la propia actitud frente a ese despojo. Allí forjó él la meta de su vida, en caso de sobrevivir: ayudar a los demás a encontrar el sentido de su vida y de su sufrimiento, tarea a la que luego consagró su íntegra existencia. Casos como estos dan sentido a la esperanza que formula Apollinaire como una certeza:

El puente Mirabeau mira pasar el Sena,
mira pasar también nuestros dolores.
¿Hace falta recordarlo?:
Detrás del sufrimiento viene siempre el gozo.

Casos semejantes a los de Dostoievski, Solzhenytsin y Frankl hay muchos; he escogido estos tres porque están documentados en forma autobiográfica por celebridades. En sentido contrario, quien no ha sufrido nunca, o lo ha hecho en pequeña medida, tiende a pasar con cierta frivolidad por la superficie de la vida. Quien nunca ha sufrido, es que nunca ha amado; peor aun, es que tal vez nunca ha *vivido*, porque nunca ha activado los estratos más profundos de su conciencia.

Vivir en un estado habitual de prosperidad y de bonanza —sobre todo de índole material— puede mermar las mejores fuerzas del alma, ablandar sus resistencias, atrofiar sus potencialidades, adormecer sus mejores energías: tiende a producir esos estados inferiores que llamamos aburguesamiento, mediocridad, aplatanamiento, blandura, insignificancia espiritual en definitiva.

Esta posibilidad vale tanto para el individuo como para la sociedad. Una cultura que margina el sufrimiento con todos los medios a su alcance; un mundo donde los matrimonios se rompen con la rapidez de un trámite y sin dejar huella; donde reina la anticoncepción; donde los abortos se practican como pequeñas quirurgias inofensivas; donde la natalidad es cada vez más baja; donde los hijos se distancian de sus padres como parte de la rutina familiar; donde la pornografía circula por todas partes con la soltura de un aviso de publicidad; donde se supone que todos los problemas se ahorran con psicólogos y pastillas y tecnología; donde el mundo real se oculta tras los mundos digitales; donde los derechos abundan tanto como escasean los deberes; donde los ancianos se depositan en los asilos de manera expedita y lógica; donde la eutanasia y la eugenesia se equiparan a la muerte natural…

¿Qué significaría una civilización semejante, que va camino del *Nuevo mundo feliz* anunciado y denunciado por Huxley? A pesar de todos sus logros, muchos de ellos impresionantes, sería una civilización a la vez senil e infantil, envejecida y niñoide al mismo tiempo, tan pueril como insubstancial. Ese es el altísimo precio que se paga por eludir el dolor propio de toda maduración. De algo semejante a ese *mundo feliz* se escribió:

> *Suprímase el dolor, cierren los hospitales:*
> *el mundo entero será un hospital psiquiátrico.*
> *El hombre de las nubes placenteras*
> *será un gato durmiendo junto al fuego.*

Sin dolor habrá huelga planetaria,
sin dolor no habrá gozo de vivir:
solo la nada, la indolora nada.

Eludir el dolor o anularlo es imposible para toda sociedad humana, y el intento de hacerlo produce a menudo las consecuencias negativas que hemos enumerado más arriba. Pero el esfuerzo por aliviar al máximo las penalidades de los que sufren es una cosa distinta; más aun, es un deber ineludible de solidaridad para todos. Más allá —más acá— de aquella fantasía temible y realista de Huxley, la trágica sobreabundancia de sufrimiento en el mundo compromete tanto a las autoridades públicas, como a las sociedades intermedias y a los particulares, a una lucha denodada por su máximo alivio posible.

Las formas de este desafío son múltiples, pero es fácil señalar las más urgentes: la promoción económica y social de los más *pobres*, la salud de los *enfermos*, la seguridad del *orden* público, y todo aquello que envuelve el progreso moral, cultural y tecnológico de las naciones. Un eje privilegiado de este esfuerzo es la *educación* en todos sus niveles, porque a su vez la ignorancia es la raíz de tantísimos males en el mundo. Y otra tarea prioritaria y urgente es, para todos los cristianos, la evangelización de la sociedad, porque Cristo, al dar sentido al dolor y santificarlo, lo apacigua y lo convierte en paz y alegría.

De vuelta al problema de la bonanza y del aburguesamiento, se ha hecho notar que los árboles de crecimiento fácil y rápido —los del trópico, por ejemplo— producen una madera más húmeda y blanda, mientras que aquellos otros, crecidos en un clima áspero, expuestos al frío y a los vientos y a las nieves, nos entregan una madera más firme y compacta. Un clavo, una fijación, un taladro entran fácilmente en aquella materia blanda, que sin embargo soporta poco peso, en tanto que la otra opone más resistencia, pero es capaz de sustentar mayores cargas o presiones. Dígase lo mismo de los andamios, de las vigas, del mobiliario. La analogía con la condición humana es clara:

> *En la cuna de la vida blanda y cómoda*
> *se nos mece el espíritu.*
> *En almohadas mullidas y esponjosas*
> *el alma se adormece.*
> *¡Basta ya! gime entre sueños su vocecilla:*
> *¡Adiós a la anímula vágula blándula!*
> *¡Espíritu, despierta del letargo!*

Hay personas que, tras vivir durante años en la prosperidad —y quizá diríamos también que en la frivolidad—, solo elevaron su espíritu a una altura considerable cuando les llegó la adversidad, mal recibida en un principio, pero que los llevó a superarse y a actualizar virtudes potenciales hasta entonces dormidas o latentes.

Un caso de este tipo es el de Oscar Wilde, escritor de gran ingenio, un *dandy* veleidoso y mordaz, que durante años escandalizó a la sociedad victoriana con sus palabras y sus actuaciones. Condenado a prisión y trabajos forzados, sufrió intensamente por la humillación, por la soledad y por la pérdida de todo cuanto había sido y tenido hasta entonces. Wilde escribió su proceso interior en la epístola *De profundis,* donde apreciamos cómo fue allí, en ese despojo, donde se liberó de sus extravagancias anteriores, entró en sí mismo como nunca antes, se volvió reflexivo y religioso, y encontró por fin a Cristo.

Bien llevado, el sufrimiento nos desprende de los bienes pasajeros de este mundo, que no es nuestra morada definitiva, por más que a ella estemos atados con mil hilillos sutiles, cuando no por cadenas. Al desasirnos de lo efímero, el dolor sobrellevado con entereza nos abre el camino de lo eterno. El sufrimiento es la única verdadera escala del paraíso, dice santa Rosa de Lima.

2. La voluntad de Dios y el dolor

Todos estos efectos positivos del dolor en el orden natural, siendo muy reales, no alcanzan la grandeza de los dolores padecidos de cara a Dios, en unión con la Pasión de Cristo, y vivificados por la gracia santificante. Esto, en la medida en que podamos separar esas dos dimensiones distintas pero unidas, naturaleza y gracia, cosa no siempre fácil.

Sin duda todo ser humano puede recibir la ayuda del cielo cuando sufre, pero la que recibe el cristiano es de otro orden. La gran diferencia consiste en la fuerza de Cristo que la gracia otorga al creyente; en la potencia divinizadora que otorga al sufrimiento mismo, y en su fruto salvífico de cara a la vida eterna. El dolor pasa, pero el *haber sufrido* es eterno, dice santa Teresa de Ávila. Estos dones significan una seria responsabilidad del cristiano que es probado por el padecimiento.

Como aquel paciente de Viktor Frankl, también Julián Marías, a la muerte de su mujer, sintió que todo se hundía, que todo había acabado para él. La fuerza que lo sostuvo no fue el consuelo de haberle ahorrado a ella el dolor de la viudez, sino algo más sólido: su fe en la Resurrección, y la esperanza de volver a encontrarse con ella en la vida eterna. El pensamiento del cielo y la esperanza teologal han levantado de su postración a innumerables creyentes, y les han devuelto la fuerza para seguir viviendo tras una pérdida de esa magnitud.

Cuando sufrimos con Cristo, es él mismo quien nos ayuda a llevar el peso de su cruz. Una fábula —una especie de parábola de este hecho— trata de un hombre que vio su vida pasada como un caminar con Jesús por una playa, dejando ambos las huellas de sus pisadas en la arena: primero las cuatro huellas, pero luego solo dos. En este trecho de dos reconoció el hombre un periodo muy doloroso de su vida, y dijo a Jesús: Me dejaste solo cuando más te necesitaba. No, le contestó Jesús: allí donde ves solo dos huellas, eran las mías y no las tuyas, porque yo te llevaba entonces en mis brazos.

Esta figura nos recuerda las palabras de Moisés al pueblo de Israel, exhortándolo a no temer: «El Señor tu Dios te ha llevado como lleva un hombre a su hijo pequeño, por todo el camino que has recorrido hasta aquí» (Dt 1, 31). Confiamos en que así nos lleva el Señor por todo el itinerario de nuestra vida, y sobre todo en los trechos de mayor adversidad, tal como ayudó Simón a Jesús a llevar la cruz en el camino del Calvario (Mc 15, 21).

San Pablo describe en estos términos la vida de los ministros de Dios: «Con mucha paciencia en las tribulaciones, necesidades y angustias; en azotes, prisiones y tumultos; en fatigas, desvelos y ayunos; (…) en honra y deshonra, en calumnia y en buena fama; como impostores, siendo veraces; como desconocidos, siendo bien conocidos; como moribundos, pero vivimos; como castigados, pero no muertos; como tristes, pero siempre alegres; como pobres, pero enriqueciendo a muchos; como quienes nada tienen, pero poseyéndolo todo» (2 Cor 6, 4. 8-10).

Así es la vida de innumerables santos y santas en la vida de la Iglesia. Así fue la vida de los doce apóstoles; así la vida de los mártires. Por mencionar solo a los Padres de los primeros siglos cristianos, san Atanasio sufrió cinco destierros, que sumaron veinte años de los cuarenta y seis de su patriarcado de Alejandría, con toda clase de persecuciones; de sus treinta y ocho años como obispo de Jerusalén, san Cirilo pasó dieciséis en sus tres exilios; y san Juan Crisóstomo, patriarca de Constantinopla, fue dos veces desterrado y sufrió ataques de toda especie. Y en medio de esas penurias, escribieron las magníficas obras que exponen los grandes misterios de la revelación, obras que alimentan nuestra fe cristiana hasta el día de hoy. John Donne expresó aquel proceso de padecimiento santo en estos versos:

Oh Dios tripersonal,
para poder yo alzarme y subsistir,
golpea mi corazón con toda tu potencia,
derríbame, rómpeme, vuélame, quémame
y hazme entero de nuevo.

La respuesta cristiana a la pregunta por el sufrimiento, no siendo una teoría sino una presencia, no reside en tal o cual pasaje de la Escritura, sino en el íntegro conjunto de la revelación divina y de la historia de la salvación, desde el pecado original hasta la vida eterna, con su centro en el misterio pascual de la Pasión, muerte y Resurrección de Cristo. Pero dignos de notar en la Biblia son, sobre todo, el libro de Tobías y el de Job, diversos salmos (2, 22, 31, 69, 72, 110), el libro de la Sabiduría (2 y 3), los cantos del siervo de Yahvé (42, 49, 51, 52, 53) del profeta Isaías, y todo el Nuevo Testamento, en especial los cuatro Evangelios, los Hechos de los apóstoles y las Cartas de san Pablo y san Pedro.

¿Por qué tenemos que sufrir, por qué está el sufrimiento tan hondamente enraizado en la condición humana? Lo hemos sugerido ya: porque somos pecadores, seres deformados, que necesitamos ser *re-formados*, devueltos a la forma de hijos de Dios en Cristo Jesús. Y ese largo proceso de renovación y enmienda no puede sino contener dolor, como el bloque de piedra bruta gritaría si tuviera voz, ante cada golpe de martillo que esculpe en ella la figura de Cristo. Del primer Adán, pecador, al nuevo Adán, salvador, el camino es de cruz.

Hay quien se pregunta con extrañeza por qué sufrir, como si fuera un ser inocente, puro, inmaculado —como un Adán antes de la caída—, a quien el dolor le llegara en forma inexplicable, y que por eso pide explicaciones al Creador. «¡No has entendido el peso que tiene el pecado!», decía san Anselmo a un interlocutor ingenuo. Quien posee conocimiento del pecado original, y conciencia de haberlo multiplicado con sus pecados personales, no se hará la pregunta de esa manera, ni menos con desconcierto o escándalo. Shakespeare habló así de ese peso mortal, con centro en la soberbia, el peor de los pecados y el que está presente en todos ellos:

El pecado de orgullo se adueña de mis ojos
y de toda mi alma y de todo mi ser;
y para este pecado no hay remedio ninguno,
tan arraigado está dentro de mi corazón.

El único remedio es la misericordia divina. El hombre no se salva a sí mismo, ni tampoco es salvado sin dolor. Si el pecado del mundo fue expiado por Cristo en la cruz, nuestra propia expiación —que prolonga la suya— debe hacerse también con sufrimiento. La redención del mundo no es automática para cada persona. «Dios, que te creó sin ti, no te salvará sin ti», escribió san Agustín.

En teoría, Dios podría dar a una persona una vida exenta de todo padecimiento, y santificarla por el camino del bienestar y la continua satisfacción. Solo en teoría, porque Dios lo puede todo, pero no sabemos que haya ocurrido nunca así. Más bien la experiencia histórica indica que ha ocurrido lo contrario: la vida de los santos y santas se ha caracterizado por lo opuesto, por la sobreabundancia de pruebas y adversidades que el Señor ha sembrado en su camino.

Bastará recordar las enormes penurias que sufrió san Pablo, y que él consigna únicamente para defender la autenticidad de su ministerio frente a los falsos apóstoles: «¿Son ministros de Cristo? Pues yo más: en fatigas, más; en cárceles, más; en azotes, mucho más. En peligros de muerte, muchas veces. Cinco veces recibí de los judíos cuarenta azotes menos uno; tres veces me azotaron con varas, una vez fui lapidado, tres veces naufragué, un día y una noche pasé náufrago en alta mar».

«En mis repetidos viajes sufrí peligros de ríos, peligros de asaltantes, peligros de los de mi raza, peligros de los paganos, peligros en la ciudad, peligros en despoblado, peligros en el mar, peligros entre falsos hermanos; frecuentes vigilias, con hambre y sed, frecuentes ayunos, con frío y desnudez…» (2 Cor 11, 23-27).

La enumeración es más larga; bastará con este fragmento, que muestra cómo los santos no se quejan sino que se glorían de sufrir por Cristo. «¡Que yo nunca me gloríe sino en la cruz de nuestro Señor Jesucristo!», pide san Pablo (Gal 6, 14). Pero él mismo nos enseña que lo más agradable a Dios es, con o sin dolor, «hacer de corazón la voluntad de Dios» (Ef 6, 6).

La vida grata al Señor consiste en el cumplimiento de su voluntad, sea esta placentera o penosa, fácil o difícil. Esa voluntad es, en sentido pasivo, la *aceptación* de lo que Él envía como un hecho; y en sentido activo, la *decisión* de hacer lo que Él manda o pide. Ambas cosas están comprendidas en nuestra petición del *Padrenuestro*: «Hágase tu voluntad en la tierra como en el cielo» (Mt 6, 10). Por ejemplo: *hago* tu voluntad si soy más generoso en la ayuda a los necesitados —decisión—; o bien, *llevo* con paciencia el haberme empobrecido tras un mal negocio —aceptación del hecho—. Así glosó Juan Ramón Jiménez esta petición:

Sea lo que Vos queráis, Señor;
sea lo que Vos queráis.
Gracias si queréis que mire,
gracias si queréis cegarme;
gracias por todo y por nada;
sea lo que Vos queráis.

Tanto el aceptar la voluntad de Dios en los acontecimientos de nuestra vida, como el cumplirla en nuestras
acciones —como un acto de amor a Él en ambos casos—
puede resultar costoso, o incluso heroico. Nada insóli-
to hay en eso, si pensamos en las angustias extremas del
corazón de Cristo en Getsemaní, a punto de consumar
nuestra redención.

Nosotros no queremos sufrir, porque somos humanos,
como tampoco lo quiso él, el Hijo de Dios hecho hombre.
La Encarnación del Verbo fue real y no fingida. Y tan perfecta fue, y tan abismal, y tan humanísimo fue él, que en
Getsemaní rogó a su Padre *no* tener que beber el cáliz de
nuestras aberraciones: pidió *no sufrir*, no en esa medida. Y
sin embargo, superada esa inmensa repugnancia de su naturaleza, *quiso* beberlo, y lo bebió *voluntariamente* hasta las
heces: «Padre, si quieres, aparta de mí este cáliz; pero no se
haga mi voluntad, sino la tuya» (Lc 22, 42).

¿Qué es este querer y no querer, tanto en él como en
nosotros? Hay el querer de "desear" y el querer de "decidir". Por naturaleza no *deseamos* el dolor, y por virtud
decidimos pasar por él cuando es necesario, si somos generosos. Nunca ambas cosas, decisión y deseo, fueron tan
contrarias entre sí como en la Pasión del Señor. Y también
nosotros estaremos llamados con frecuencia a decidir —a
aceptar, por amor— lo que de ninguna manera deseamos
ni tenemos por qué desear.

Ese dolor inconmensurable, Cristo lo aborrecía en su
ser natural —como verdadero hombre—, pero lo amó
como voluntad de su Padre y suya propia para la salvación del mundo. «Tanto amó Dios al mundo, que le
entregó a su Hijo Unigénito» (Jn 3, 16). A nosotros no

se nos pide dejar de aborrecer las calamidades de la vida
—¡*son* aborrecibles!—, pero sí se nos pide seguir a Cristo
y aceptar las que nos lleguen por amor a Cristo y con él y
en él, y por amor al prójimo. Leemos que a Jesús los judíos «le abofeteaban» (Mt 26, 67), y que los romanos «le
daban golpes en la cabeza» (27, 30): en el misterio de la
Pasión nuestros dolores *son* Jesús. Esa es la identidad que
expresan estos versos:

Y son todos los golpes de la historia
los que deben caer sobre su rostro.
Si no fuera por ese dulce rostro
los golpes de la historia quedarían inmóviles
y no sabríamos que tenemos cara.

La paradoja del dolor es esta: de suyo es odioso, pero su
poder redentor —el de la cruz de Cristo— es una bendición del cielo. No sufrir nunca, en cambio, es una especie
de maldición: es —dice santo Tomás de Aquino— «como
un signo de eterna reprobación». Por eso la Providencia se
cuida de que no nos falte el sufrimiento, según la exacta
medida que cada uno necesita para bien de su alma y de
las almas todas.

Como es obvio, nuestra capacidad de aceptar contrariedades está en relación directa con nuestro amor a Dios.
Amarlo significa amar su voluntad. Así cada disgusto sobrellevado por amor a Él es una ocasión de crecer en ese
amor, y de aumentar la identificación de nuestra voluntad con la suya. Y tanto mayor es esa identidad, cuanto
mayor es la aceptación, el garbo y el buen humor con que
llevamos todo lo que nos contraría.

Buena cosa es amar a Dios con agradecimiento cuando la vida transcurre suave y plácidamente. Pero mejor cosa aun es amar a Dios con agradecimiento cuando la vida se atasca y va de tribulación en tribulación. Y no se diga que eso es cosa para santos, porque el Evangelio entero lo es cuando se lo vive en toda su radicalidad. ¿Qué significa, si no, la bienaventuranza de los pobres, de los pacientes, de los hambrientos (Lc 6, 20-21)? Y ¿qué decir, si no, de la necesidad de llevar la cruz de cada día para ser discípulo del Señor (Mc 8, 34)?

Hay quien se adelanta incluso a pedir al Señor lo contrario de lo habitual. Es lo que hace el poeta indio Rabindranath Tagore en estos versos:

Señor:
que nunca rece yo para librarme de un peligro
sino para alzarme ante él y
mirarlo cara a cara.
Que nunca pida yo el fin de mi dolor
sino la fortaleza que me falta
para sobreponerme a su poderío.

Ante la adversidad, la aceptación de la voluntad de Dios no implica ninguna *pasividad*. Que sea una aceptación plena no significa en absoluto permanecer de brazos cruzados; se hace todo lo posible por resolver el problema y por remediar el mal en cuestión. Quien quedó sin trabajo busca otro con la mayor dedicación; el enfermo pone todos los medios para sanar; el acusado defiende su causa con elocuencia; el que empobreció lucha por recuperar su bonanza. Es la reacción natural del afectado, y es también la voluntad de Dios.

Pero cuando tales esfuerzos resultan ineficaces, cuando se topa con el *límite*, *entonces*, en esa frontera de lo imposible, se acepta plenamente lo que venía aceptándose desde el principio como una posibilidad: se consiente el daño como la prueba y la expresión del querer divino que es.

San Juan Pablo II fue un hombre fuerte y sano, y lleno de vida, tanto por naturaleza como por el afán de servir a la Iglesia. Cuando sufrió el atentado en la plaza de San Pedro estuvo a punto de morir, y su convalecencia fue larga y difícil. En los casi veintisiete años de su pontificado sufrió varias intervenciones quirúrgicas. Y en su etapa final se vio afectado tanto por su grave enfermedad, como por el ritmo agotador con que trabajaba. Pero aceptando esos males como voluntad de Dios, él luchó con denuedo por estar sano, por obedecer a los médicos, por hacer ejercicio físico... Cuando ya no pudo más, cuando era ya la sombra de lo que había sido, se abandonó mansamente en las manos de Dios.

La voluntad de Dios no es una fuerza extraña ni arbitraria a la que debamos plegarnos sin motivo, a la manera estoica. La voluntad de Dios es el Amor que hizo el sol y las estrellas, es el Amor infinito con que somos amados los hijos de Adán; es el Amor creador, redentor y santificador con que somos salvados y acogidos en su santo seno. Identificar con ese Amor nuestra libre voluntad es nuestro supremo bien, es nuestra felicidad temporal y eterna, es la esencia misma de la santidad humana. Si nos parece misteriosa su relación con el dolor, pensemos que es por el misterio de ese Amor que él fue clavado en la cruz; es por el misterio de su sangre que ese Amor nos redimió.

Es difícil llevar el sufrimiento con esta fe sin el trasfondo de una vida de oración diaria. Cuando se tiene unidad de vida, sufrimiento y oración llegan a ser una sola
cosa, porque todo es oración. Y así podemos afirmar lo
que sigue:

El dolor físico es la oración del cuerpo,
las penas de amor son la oración del corazón,
el trabajo intelectual es la oración de la inteligencia,
la sequedad de alma es la oración del espíritu,
la enfermedad es la oración del organismo,
la muerte es la oración del alma y cuerpo,
y los sufrimientos todos son la oración del hombre entero.

Sufrir sin orar sería como construir una casa sobre arena
y no sobre roca (Mt 7, 24-27). También es cierto, sin embargo, que cuando hay una buena disposición, es el sufrimiento mismo el que lleva al alma, como de la mano, a
los cimientos de una oración más profunda. Afirma C. S.
Lewis que la voz de Dios es como un susurro en nuestros
oídos —así cuando oramos—, pero que cuando sufrimos,
Él nos habla *a gritos*: que el dolor es como el megáfono de
Dios, su altoparlante en nuestra conciencia.

San Alfonso María de Ligorio era un joven y brillante abogado que nunca había perdido un pleito,
y que tras un alegato de gran elocuencia, en un juicio
del que la ciudad entera de Nápoles estaba pendiente, quedó convencido de haberlo ganado. Pero, contra
toda su expectativa, lo perdió. Su desengaño lo hundió
en un profundo abatimiento, que lo tuvo tres días encerrado y sin comer. Salió del trance con una conciencia

viva de las vanidades del mundo, que fue el comienzo de su vocación sacerdotal. Siendo ya de antes un hombre piadoso, podríamos decir, con la imagen de Lewis, que su dolor actuó como el megáfono de la llamada de Dios en su alma bien dispuesta.

No significa esto que la asimilación del dolor vaya a ser siempre rápida y pronta para el cristiano. Cuando murió la mujer que C. S. Lewis amaba intensamente, Joy Gresham, él quedó anonadado y se rebeló contra el cielo, a pesar de todas sus consideraciones previas sobre el dolor. Sin duda el Señor estaba *gritando* en sus oídos, pero de buenas a primeras él no lo escuchaba. El proceso de su duelo y de su recuperación fue lento, discontinuo y fatigoso, tal como lo describió él, día a día, en su libro *Una pena en observación*. G. M. Hopkins expresa así la aceptación del querer divino:

> *Esta noche te entrego yo mi vida*
> *para que Tú con todo tu poder*
> *me recrees, me formes, me comiences,*
> *me ordenes, me redimas*
> *y no me sueltes nunca de tu mano.*

Llamamos amor de conformidad al amor con que amamos a Dios al aceptar su voluntad, cuando es ardua y laboriosa para nosotros. No es este el amor más alto; sí lo es, en cambio, el amar a Dios "por ser Vos quien sois", por su pura y simple identidad suprema, porque Él *es quien es*. Pero aquel amor de aceptación y conformidad, sin ser el más perfecto, es quizá el más frecuente en nuestra vida, el que nos ofrece más ocasiones de agradarlo y, dada nuestra imperfección, el que más nos hace avanzar por los caminos divinos de la tierra.

Se sabe de una joven que parecía una parálisis invalidante e incurable, y que fue llevada por sus padres a Lourdes, para pedir por intercesión de la Virgen el milagro de su curación. Fueron, volvieron, y... no ocurrió nada. Entonces la muchacha, que tenía una gran esperanza de sanar, rezó a la Virgen así: Gracias, madre mía, porque *no* he sanado. Esa oración suya —oración de conformidad con el querer de Dios— denota una gran fe en la Providencia y, por eso mismo, una gran paciencia ante la adversidad.

Hay, pues, muchos grados y maneras del amor de conformidad con la voluntad de Dios cuando esta nos resulta penosa. A la aceptación mínima la llamamos *resignación*, que consiste en cierta tolerancia o sumisión ante el mal inevitable, y que podría expresarse en palabras como estas: sea, ya que no hay más remedio. Ese consentimiento no deja de ser valioso, aunque es poco todavía. En un peldaño más alto está la *paciencia*, que es ya una actitud positiva hacia el mal que se padece. Más arriba, está el amor de conformidad *amorosa* y plena, que bordea ya la forma superior del amor a Dios "por ser Él quien es".

Esta aceptación rendida solo puede originarse en el *ágape*, en lo más alto de la caridad teologal: es la identificación completa —ya que no gustosa— con el querer divino, por el mero hecho de serlo. La identificación de la Virgen María con el querer salvífico de su hijo crucificado —«He aquí la esclava del Señor, hágase en mí según tu palabra»— tuvo que alcanzar esa culminación.

Solo un amor muy grande por el Señor puede ayudar a alcanzar esas alturas. Con todo, el ascenso del alma hacia Dios —también para nosotros los pecadores— tiene por meta esta aceptación completa de su querer, cueste lo que cueste. En forma paradójica, cuando se llega allí, lo que cuesta más cuesta menos: es, como dice san Josemaría, «una cruz sin cruz», no porque altere nuestra sensibilidad —lo que duele, duele—, sino porque el amor la transfigura, y hace posible no solo la paz, sino también la alegría. Y si esto parece una locura a los ojos del mundo, no es sino una sombra de la locura original y máxima del salvador del mundo, según la palabra de san Pablo: «Cristo crucificado es *escándalo* para los judíos y *locura* para los gentiles» (1 Cor 1, 23).

Por eso mismo, la vida más santa y más grata a Dios no es la que contiene más sufrimiento, sino la que se ha identificado más con la voluntad de Dios. Esa cumbre es la que Dante expresa en sus famosos versos (aquí disminuidos por la traducción):

Su querer es nuestra paz,
es el mar hacia el que toda cosa fluye.

Una expresión poética muy singular es la que dio Rilke a la perseverancia en el amor bajo pruebas durísimas:

Apágame los ojos: puedo verte,
ciérrame los ojos: puedo oírte,
y hasta sin plantas puedo ir a ti,
y hasta sin boca puedo conjurarte.
Destrúyeme los brazos: puede asirte

mi corazón lo mismo que una mano;
detén mi corazón, y mi cerebro
palpitará, y si arrojas fuego en él
te llevaré en mi sangre.

El que sufre encerrado en sí mismo sufre el doble, el triple... El que sufre en unión con Cristo crucificado sufre sin sufrir. Esa unión con Cristo, esa identidad con el querer de Dios, no es en absoluto una anestesia del dolor o una técnica fakírica, pues el sufrimiento conserva su ser natural: cuando al santo le duelen las tripas, le duelen; cuando es deshonrado, padece; cuando se le muere un ser querido, sufre. Lo suyo es la sublimación del dolor en el amor, que por eso va acompañada de paz e incluso de alegría.

Debemos a san Josemaría esta sentencia: nuestra alegría tiene sus raíces en forma de cruz.

Sabemos por experiencia que las alegrías de aquí abajo son frágiles y cambiantes. Basta una simple alteración de las circunstancias para que se esfumen o se conviertan en indiferencia o en disgusto. Su debilidad está inscrita en nuestra naturaleza caída. Una muchacha está feliz porque irá al baile de sus sueños, pero a última hora no podrá usar el vestido que tenía preparado, y se le aguó la fiesta. Un escritor recibe el primer ejemplar impreso del libro que ha escrito, pero la abundancia de erratas le quita la alegría. A un goloso se le hace agua la boca ante el plato que tiene delante, pero le cae allí una mosca y le arruina el placer.

En cambio, cuando la alegría arraiga en la roca firme del Gólgota, es sólida y está hecha a prueba de circunstancias variables o de menoscabos. Pueden mutar los vientos o la rueda de la fortuna, y la alegría de los hijos de Dios permanece, porque está cimentada sobre roca. A un hombre de Dios le sobreviene un infortunio súbito, y lo recibe como el justo elemento de sombra que mejora el contraste con la luz, y que embellece el cuadro de su vida; y de paso le recuerda que no estamos hechos para este mundo.

Se explica la abundancia de oraciones, tomadas de la Escritura o formuladas por los santos, que piden y expresan nuestra conformidad con el querer divino. Citaremos algunas de ellas, porque las palabras ayudan a los actos internos del corazón.

La repetición de aquellas de Jesús en el huerto, «pero no se haga mi voluntad sino la tuya» (Lc 22, 42), sobre todo ante las penas mayores, es la fórmula suprema de su aceptación. La plegaria ya mencionada del *Padrenuestro*, «Hágase tu voluntad en la tierra como en el cielo», significa que así como allá en lo alto, entre los ángeles y los bienaventurados, la voluntad divina se cumple siempre y perfectamente, así quisiéramos que se cumpliera también en la tierra, y primero en lo que concierne a nosotros mismos.

La respuesta de la Virgen María ante el ángel de la Anunciación, que acabamos de citar, «He aquí la esclava del Señor, hágase en mí según tu palabra» (Lc 1, 38), es el consentimiento pleno de la criatura ante el designio más misterioso de la Providencia, la Encarnación del Verbo en su seno. «Lo que es bueno a sus ojos, eso haga conmigo el Señor mi Dios» (1 R 3, 18), dice Salomón. «En tus manos, Señor, están mis tiempos», dice el salmista (31, 16), es decir, mi suerte, mi futuro, mis temporadas: petición buena para la incertidumbre de las ocasiones o de

121

las fechas. «Que suceda como el cielo lo disponga» (1 M, 60). «Enséñame a cumplir tu voluntad, porque Tú eres mi Dios» (Sal 143, 10).

Debemos al papa Clemente XI una oración muy expresiva, porque es completa, porque abarca todas las posibilidades del querer divino, y se identifica con ellas: «Señor Dios mío: quiero *lo que* quieras, quiero *porque* quieres, quiero *como* quieras, quiero *cuando* quieras». Y no pocos santos han orado así ante las penas mayores de la vida: «Hágase, cúmplase, sea alabada y eternamente ensalzada la justísima y amabilísima voluntad de Dios sobre todas las cosas. Amén. Amén».

En versos líricos dice lo mismo santa Teresa de Ávila:

Dadme muerte, dadme vida,
Dad salud o enfermedad,
Honra o deshonra me dad,
Dadme guerra o paz cumplida,
Flaqueza o fuerza a mi vida,
Que a todo digo que sí.
¿Qué queréis hacer de mí?

Esta aceptación puede tomar también la forma de una acción de gracias. Así lo hacía san Felipe Neri cuando ocurría algo contrario a sus planes y sus deseos: «Gracias, Señor, porque haces las cosas a tu manera y no a la mía». Una expresión análoga usa san Agustín cuando cuenta las lágrimas y peticiones de su madre, Mónica, por la conversión del hijo; esas peticiones fueron concedidas, dice él, pero no *al modo* de su madre sino al modo de Dios.

3. La Providencia divina y el dolor

La fe en la divina Providencia, esencial para recibir como venido de ella todo acontecimiento que nos duele o contraría, es quizá uno de los actos de fe más difíciles de todos. Más fácil, por lo general, es recitar con plena adhesión el íntegro *Credo* en momentos tranquilos de la vida, que creer en el origen providencial de una sola desgracia, de un solo dolor angustioso cuando lo estamos sufriendo: creer, en definitiva, que por encima de todas las causas intermedias y visibles, ese acontecimiento doloroso responde a un plan divino de la sabiduría y la misericordia infinitas.

Podemos singularizar esa situación en la figura de un fiel católico que ha rezado sin esfuerzo alguno, y con auténtica devoción, el *Credo* de su Misa dominical, con los principales misterios de la fe. Si acto seguido le sucede algo perturbador, deberá creer, por coherencia, que aquello se inscribe en el designio de amor de ese mismo Dios Padre todopoderoso Creador del cielo y de la tierra. Y sin embargo, ¡cuánto esfuerzo le cuesta ahora ese mismo acto de fe de minutos atrás!

La fe en la divina Providencia a menudo es así: más fácil en términos generales, y más difícil cuando es singular, es decir, cuando es más necesaria y meritoria, cuando se enfrenta una adversidad mayor, cuando el plan divino es más misterioso, cuando su fin es más desconocido o incluso inimaginable. Pero allí está precisamente la prueba de la verdadera fe, y allí está la fidelidad de la persona que dice: ¡Dios sabe más! ¿Qué sabemos nosotros, frente al que todo lo sabe? Dante interroga así al Señor, ante el lamentable estado de su patria:

Me atrevo a preguntarte, oh sumo Dios,
a quien crucificamos en la tierra:
¿por qué has vuelto tus ojos a otra parte?

¿O acaso es este mal que nos deparas
un bien que no podemos comprender
en el abismo de tu Providencia?

Nuestro conocimiento del presente, y no digamos del futuro, es insignificante. Por eso es tan limitado nuestro juicio sobre lo que nos ocurre en cada instante, mientras que Dios ve, desde las cumbres de la eternidad, el íntegro devenir del universo hasta la consumación de los tiempos y, dentro de él, el lugar y destino que ocupa hasta el menor detalle de nuestra vida en la historia de la salvación. Leemos en la Escritura: «Mis pensamientos no son vuestros pensamientos, y mis caminos no son vuestros caminos, dice el Señor. Porque tan elevados como están los cielos sobre la tierra, así están mis caminos sobre vuestros caminos, y mis pensamientos sobre vuestros pensamientos» (Is 55, 8-9).

Y san Pablo exclama: «¡Qué incomprensibles son sus juicios, y qué inescrutables son sus designios!» (Rom 11, 33). Nada tiene de extraño, entonces, que no entendamos las adversidades de nuestro andar terreno, ni las tribulaciones que nos afligen. Hace falta que nuestra inteligencia se arrodille y que nuestra voluntad se pliegue al misterio de esos designios.

El gobierno divino del mundo es una verdad que han alcanzado diversos filósofos en términos generales; pero la verdad existencial de la mano de Dios tras cada percance nuestro es cosa de fe teologal. Por la fe en la Providencia creemos que nada ocurre en el mundo sin que Dios lo quiera o lo permita, que nada escapa de sus manos y de su gobierno del universo entero, y que todo ocurre con vistas a un bien mayor, conocido con la mayor frecuencia solo por Él.

El mismo que gobierna los astros del firmamento, gobierna tanto más la vida de los hombres hasta el último detalle. Dice Jesús: «¿No se vende un par de pajarillos por unos centavos? Pues bien, ni uno solo de ellos caerá a tierra sin que lo permita vuestro Padre celestial. En cuanto a vosotros, hasta los cabellos de vuestra cabeza están todos contados» (Mt 10, 29-30).

El lenguaje común abunda en el uso del adjetivo "providencial", para calificar hechos tales como un encuentro feliz o el haberse salvado de un accidente grave. Pero no menos providencial es un desencuentro penoso, o el no salvarse de tal accidente, hechos que nadie califica con ese adjetivo. Y es comprensible que así sea, porque el habla corriente no es filosófica ni teológica. Pero hablando en rigor, y según la palabra de Jesús, todo lo que sucede en el universo, lo que llamamos bueno o lo que llamamos malo, forma parte del designio divino que gobierna cielo y tierra. De allí la sentencia paradójica de León Bloy: «Todo lo que ocurre es adorable».

Pero ¿cómo puede el pecado ser permitido por Dios, o ser incluso adorable? No, Dios no quiere el pecado, Dios lo aborrece como solo Él puede hacerlo, pero lo permite porque nos ha hecho libres. Y cuando libremente hemos pecado, o nos hemos apartado de un plan que Él trazaba para nuestras vidas, no por eso quedamos al margen de su Providencia; esta se "ajusta", por hablar así, a la nueva situación, y nos traza un nuevo plan, a la manera de esos planes de ruta —*Waze*— que nos señalan un nuevo trayecto cuando falló el primero. Con esta metáfora queremos significar que Dios no nos abandona nunca mientras estamos vivos; que sus designios se ajustan a la movilidad de nuestras vidas, lo que representa un gran sostén para nuestras limitaciones.

La Providencia cuenta con nuestra libertad, por más que sea un gran misterio para nosotros el enlace entre ambas. Y lo más difícil de aceptar en sus designios es el mal —el daño, el dolor— que nos llega de la acción de un ser libre, justamente porque era evitable y estaba contaminado por la maldad. Pero incluso en tal caso, podemos recordar lo que reza la Iglesia en el pregón pascual, cuando del propio pecado original dice: «Feliz culpa, que nos mereció tal redentor». Cuando llega a nosotros el efecto de un acto pecaminoso de alguien, no por ser libre es ajeno ese acto al plan divino, que lo permite con vistas a un mayor bien nuestro, solo que ese bien no lo será sino mediante el acto libre de nuestra aceptación.

Quien sea víctima de la maldad cierta de otra persona —agresión física, robo, engaño, violencia, explotación, deshonra, odio, daño económico o social o político o intelectual—, sentirá esa aceptación como algo sumamente difícil o aun imposible, porque la Providencia se le ocultará tras la libertad humana del malefactor. Y solo podrá creer en el designio divino por obra de una gran fe, al contemplar la Pasión de Jesús torturado por la acción *libre* de los mandatarios y los agentes de su crucifixión —judíos y romanos, es decir, nosotros—; y también le ayudará recordar el largo elenco de los santos que se santificaron por la fe y la paciencia para con sus enemigos, agresores, verdugos, calumniadores, falsarios, estafadores, etc., etc.

Esta fe en el gobierno universal de la Providencia no significa, sin embargo, que podamos atribuir a Él *como autor* nuestras acciones casuales cuando son infortunadas, ni sus consecuencias fastidiosas. No hablo del pecado sino, por ejemplo, de perder las llaves, de lesionarse en el deporte, de pisar una substancia resbalosa, de tomar la ruta errada en un viaje... No podemos echar a Él la *culpa* de nuestros errores involuntarios.

En las personas de fe hay a veces una tendencia a hacerlo así con los pequeños o grandes accidentes casuales que hemos provocado: cuando nos equivocamos en el uso del computador, cuando nos expresamos mal en una conversación importante, al realizar un movimiento físico torpe, al confundir a una persona con otra y así ofenderla... No tiene sentido dirigirse a Dios en estos términos: ¿por qué, Señor, por qué ocasionaste ese perjuicio o aquel percance? Hablar así sería renegar de *nuestra* propia actividad causal, voluntaria o no. Como escribió algún poeta menor:

> *No fue el Espíritu Santo el que conducía tu auto cuando lo*
> *   chocaste,*
> *ni era Él quien bebía tu vino cuando manchaste el mantel y*
> *   tu ropa nueva,*
> *ni cuando se quebró en tus manos la copa de cristal.*
> *Tú no eres un títere de Dios ni un muñeco de trapo.*
> *Animal racional, ¡sé tú mismo, sé quien eres,*
> *y carga con tu error, oh homo sapiens!*

«Sabemos que todas las cosas cooperan para el bien de los que aman a Dios», escribe san Pablo (Rm 8, 28). La bondad de Dios no permitiría jamás ningún dolor, si el poder de Dios no fuera a sacar de él un mayor bien. Dicha en forma brevísima la sentencia del apóstol: *todo es para bien*. Estas palabras contienen un mundo entero de fe y de optimismo teologal, y al igual que esas otras, *Dios sabe más*, pueden ser dichas para enfrentar de manera victoriosa todo disgusto, toda contrariedad, todo motivo de aflicción que nos salga al paso en la vida. Nada nos ocurre que se haya escapado de las manos de Dios. «Esta es la victoria que vence al mundo: nuestra fe» (1 Jn 5, 4).

Quien cree en efecto que todo fastidio, que toda desazón, que todo obstáculo es dirigido por la mano divina hacia un bien mayor, es capaz de pasar por ellos con mejor ánimo, y anda más contento por la vida. En el orden sobrenatural ocurre algo análogo a la ley que gobierna la materia y la energía: nada se pierde, todo se transforma; el obstáculo se convierte en trampolín de un bien mayor. Pero se necesita fe, porque de ordinario no conocemos ese bien, ni sabemos cómo nos aprovecha a nosotros, ni dónde y cuándo y a quién beneficia en la Comunión de los santos.

A veces llegamos a conocer, al cabo de los años, el sentido y el fruto de un acontecimiento que en su día nos pareció desdichado, y entonces lo agradecemos en forma retrospectiva. San Ignacio de Loyola, herido en combate, recibió con disgusto esa lesión y su convalecencia, pero el giro religioso que tomó su vida durante esa forzosa inactividad fue decisivo para la futura fundación de la Compañía de Jesús. En la vida de los santos abunda esta clase de hechos. Y a escala de nuestra vida cotidiana, con frecuencia un contratiempo nos muestra *más tarde,* quizá años después, su índole providencial. Y pensamos: tan mal que lo pasé entonces, y *ahora* entiendo para qué. Un émulo criollo de san Agustín escribió:

Tarde he llegado a amarte,
Belleza tan antigua y nueva.
Yo te pedía un triunfo,
Tú me diste una derrota
que al cabo de los años se volvió triunfal.
El honor y la gloria sean dadas
al Dios que me pasó liebre por gato.

Sin embargo, la mano de Dios no suele hacerse *visible* en nuestra vida y en la historia humana, porque Él quiere que vivamos de fe. Ese tipo de visión retrospectiva se hará pleno cuando lleguemos al cielo, según aquello de santo Tomás de Aquino: ¡Qué no verán los que ven al que todo lo ve! Y a la luz del Juicio final todos veremos el *todo* de la historia y de la creación, y la razón de ser de cada desventura nuestra.

La reacción más plena y profunda, la más llena de paz y alegría ante aquello que contradice nuestro querer espontáneo, se inicia con el acto de fe en lo providencial del hecho: esto, *esto* que duele tanto, forma parte de un designio de la Providencia, que así lo quiere para un bien superior. De esa fe proviene la aceptación del hecho, que se realiza por amor a Cristo crucificado y en unión con él.

Juliana de Norwich oraba ante un crucifijo, abrumada por el espectáculo del mal en el mundo, y el Señor le respondió con estas palabras famosas: «Todo estará bien, y toda suerte de cosa estará bien». ¿Cuándo ocurriría eso? Cuando ella llegara al cielo, y lo viera todo con la perspectiva divina. Algo parecido expresa el refrán popular: Dios escribe derecho con nuestros renglones torcidos. Lo que a nuestros ojos parece, en el mundo, una maraña de líneas desviadas, la Providencia lo traza como una perfecta línea recta.

Por tendencia natural, rara vez nos parece de buenas a primeras que lo más doloroso pueda ser lo mejor para nosotros. Sería necio, en tales casos, tratar de convencer a Dios de que lo mejor es lo que nosotros deseamos, o peor aun, de que es eso lo que más conviene a *Sus* intereses. Sería tanto como querer asesorar a la sabiduría infinita de Dios. Algo parecido a un consejo —o casi una orden— es lo que Unamuno dirige a Dios, aunque se entienda bien a partir de una situación de angustia intelectual:

> *Si Tú, Señor, existes,*
> *¡di por qué y para qué, di tu sentido!*
> *¡Di por qué todo!*
> *¡Di el porqué del porqué, Dios del silencio!*

Por el contrario, en los mayores sufrimientos de la vida, la fe del cristiano sabe encontrar, aunque sea a tientas, la mano amorosa y providente del Padre de los cielos, la mano llagada del Hijo en la cruz, y la mano luminosa del Espíritu Santo, que confortan al que sufre y le alumbran el sentido divino del dolor. Santo Tomás Moro, cuando veía ya venir el martirio, desde la prisión escribía a su hija que nada podía pasarle sin que Dios lo quisiera, y que todo cuanto Él quiere, por malo que nos parezca, es siempre lo mejor.

La desilusión que viene de haber pedido largamente al Señor un gran bien moral, o la remoción del mal correspondiente, y de no haberlo obtenido en absoluto, es una dura prueba para la fe en la Providencia. Pero ese desengaño es también la ocasión de entrar en la oscuridad del misterio de los designios divinos. Recordaremos lo que dice santo Tomás de la oración de petición: que su fin no es doblar la mano de Dios para hacer que su voluntad se pliegue a la nuestra sino, al revés, disponer nuestra voluntad a identificarse con la suya.

Así oraron, por ejemplo, santa Juana de Arco para obtener la liberación de su país, y los papas san Pío X para evitar la inminente primera guerra mundial, y san Juan Pablo II para recuperar las libertades amenazadas por la expansión del comunismo en el mundo. La primera y el último obtuvieron en forma gradual lo que pedían, no así san Pío X. El mundo sería un caos indescriptible si Dios hiciera todo cuanto los hombres le piden.

Nosotros, dice santa Teresa, no sabemos lo que conviene pedir.

En sentido contrario, existe la rebelión contra la Providencia cuando se la *acusa* de haber permitido una desgracia insoportable. Una forma posible de esta rebeldía consiste en negar la existencia de Dios, acto que carece de lógica, porque ¿contra quién, entonces, se rebela uno? ¿Contra la nada? Es un triste privilegio de los *creyentes* el poder rebelarse contra Dios.

Esa reacción airada suele ser más bien un *resentimiento*, un volver la espalda a Dios, un "castigarlo con la indiferencia". Las personas que obran así necesitan comprensión. Y aunque el consejo de "perdonar a Dios" sea un absurdo en sí mismo, no deja de encerrar cierta verdad psicológica, que puede encaminar al alma ofuscada a hacer las paces con Él, y a recobrar una relación positiva con la Providencia. Porque hay muchas formas de rebelarse contra Dios, aunque en algunas se puede divisar una manera heterodoxa de buscarlo o de pedirle luz. Así parecen serlo estos versos de Huidobro:

Desafiaré al vacío
Sacudiré a la nada con blasfemias
Hasta que caiga un rayo del ansiado castigo
Trayendo a mis tinieblas el clima del paraíso.

Una de las rebeliones más trágicas contra la voluntad divina, que conozcamos, es la de aquel rey de Inglaterra que, volviendo de la guerra, divisó a lo lejos las llamas que consumían su ciudad amada. Se dirigió entonces a Dios en estos términos: «Tú me has quitado lo que yo más amaba en este mundo; ahora te quitaré yo lo que más amas Tú: mi alma». Y se encaminó a la perdición. Esa forma de rebeldía —vengarse de Dios, "¡castigarlo!" a costa de sí mismo— es espantosa, es infernal, porque ocurre a la luz de la fe cristiana y, al parecer, con un acto libre.

Pase lo que pase en la vida, aun lo más doloroso, el ser humano está llamado a morir a sí mismo, a una especie de martirio, antes que cumplir esa diabólica equiparación de la criatura con el Creador.

Recurriremos a ciertas comparaciones gráficas para ilustrar lo providencial de aquellas adversidades que, vistas sin la luz de la fe, parecen un azar ciego, una mera desgracia o un absurdo. Imaginemos, nos dice san Josemaría,

132

la hermosa obra de un telar, un tapiz o un gobelino, cuyo reverso es un conjunto informe de manchas, nudos e hilachas de varios colores. Es este revés el que tenemos a la vista en la adversidad; pero los ojos de la fe, que participan de la mirada divina, vislumbran el anverso: divisan en el claroscuro de este mundo la belleza de las figuras allí representadas, la auténtica hermosura del tapiz, sus formas y colores, es decir, la primorosa obra de la Providencia divina.

Debemos a Leo Trese una figura semejante. Se imagina él una hormiga que trepa por el mural de la Capilla Sixtina. ¿Qué ve el pequeño insecto? Ve la diminuta mancha del lugar que tiene ante sus antenas; no ve aquella gran imagen de la creación del hombre ni del juicio final. La pena que nos aflige es esa mancha minúscula, que solo adquiere sentido en el contexto del gran todo. Es la mirada de la fe la que abarca entera aquella hermosa bóveda, es decir, el designio completo de la divina Providencia, y dentro de él, la partícula de nuestro caso particular, esta vez con su significado y su fin auténticos.

Todavía otra figura semejante de la Providencia universal, y de nuestro dolor particular dentro de ella, es la de una partida de ajedrez. En nuestras adversidades nosotros somos como un simple peón, cuyo horizonte es solo el cuadrado del frente. Cuando la mano del jugador nos mueve al lugar donde seremos comidos, nos quejamos y preguntamos por qué hace él ese disparate. Pero es el jugador —es Él— quien tiene la visión del tablero completo, y de las jugadas futuras que darán jaque mate al rival, pasando por el sacrificio del simple peón que somos, sacrificio que hace también nuestra la victoria final.

Estas tres figuras —el tapiz, el mural, el ajedrez— son tres pobres metáforas del sentido divino del dolor, que solo percibimos por la fe en la Providencia de Dios. Sin ella, solo captamos —sufrimos— el suceso penoso del momento, que en sí mismo carece de significado, y por lo tanto es doblemente penoso, si no absurdo.

A estas alturas podemos volver a la pregunta que tantas veces sigue a la adversidad: ¿por qué *a mí*? Ordenaremos las posibles respuestas, en términos generales y por fuerza simplificados, en tres categorías. La del ateo: esto me ocurre a mí por obra de las fuerzas naturales, del azar y, si es el caso, de las libertades humanas. La del supersticioso: esto me pasa por la mala suerte, por la rueda de la fortuna, por la posición de los astros, etc. La del creyente: este dolor me llega *a través* de las fuerzas naturales y de las libertades humanas, *por obra y gracia* del designio de la Providencia de Dios, Causa primera —Causa de todas las causas— en orden a un bien mayor que desconozco.

Las Escrituras están llenas de las actuaciones de la divina Providencia, que de los males saca bienes, y alegría de los peores sufrimientos. El libro del Génesis se cierra con la historia del patriarca José, vendido como esclavo por sus propios hermanos a causa de la envidia que le tenían. Después de otros tantos sucesos deplorables, llega él a ser en Egipto el primer hombre del faraón. Y cuando una gran hambruna se extiende por toda la región, sus hermanos vienen de la tierra de Canaán, a comprar alimento de los graneros que la previsión de José había llenado.

En un emotivo encuentro con él, del todo imprevisto, ellos temen la venganza de su hermano, y se ofrecen como esclavos suyos. Estas son las palabras de José: «No temáis. ¿Acaso estoy yo en lugar de Dios? Vosotros planeasteis el mal contra mí, pero *Dios lo planeó* todo para el bien: para hacer, tal como hoy ocurre, que sobreviviera un pueblo numeroso. Ahora, pues, no temáis; yo os alimentaré a vosotros y a vuestros hijos» (Gn 19-21).

Pero la expresión suprema de la Providencia fue el designio de nuestra redención. Al extremo dolor de la Pasión y muerte de Cristo, nuestro sumo bien, cooperó el sumo mal de las perversidades humanas y de los poderes infernales, a saber: todos los pecados del mundo que pesaron sobre él, todas las intrigas de las autoridades religiosas de Israel, toda la ignominia de Anás y Caifás, toda la brutalidad de sus verdugos físicos y morales, toda la insensatez del populacho que pidió su crucifixión, toda la debilidad de Pilato, y más aun, toda la perversidad de los demonios que azuzaban a unos y a otros contra Jesús. ¿Y qué consiguió el poder de los infiernos? Tomó su parte justa en el sumo bien de la salvación del mundo.

Satanás, Satanás,
quién diría que te equivocaste de medio a medio,
quién diría que resultaste providencial.
Puede decirse que has salvado al mundo de Satanás.
Cuando corrompías a Judas, cuando a Caifás,
cuando entrabas con todo el infierno en el Sanedrín,
cuando taladrabas los pies y manos de tu pobre víctima,
he aquí que a tu oscura ciega manera
ponías tu aporte exacto en la salvación del mundo,
librabas de Satanás a los hijos de Eva.

Con su conducta libre y voluntaria los demonios fueron los involuntarios *agentes de nuestra salvación*. Después de la caída original, el peor de los pecados de la humanidad —la crucifixión de Jesús— fue parte activa del bien supremo de su redención. Nunca había brotado tanto bien de tanto mal por obra de la Providencia. De Satanás escribe Milton en *El paraíso perdido*:

> *que toda su maldad no le sirvió*
> *sino para alumbrar el Bien supremo*
> *en los hombres que había seducido.*

Y ese mismo gobierno divino del mundo sigue operando cada día a lo largo de la historia de la salvación. Los que no creen en ese designio del Creador están impedidos de encontrar un sentido al sufrimiento humano.

Tal cosa ocurre porque el sentido último del dolor reposa en el fundamento de los *misterios* de fe, sobre todo en los dos misterios de la Providencia y de la Cruz. ¿Qué ocurre cuando no se cree en ellos, o cuando se cree menos? Sin desmedro de los valores naturales del padecimiento, que son indudables, el proceso de secularización que vive el Occidente cristiano no puede sino oscurecer el sentido último del sufrimiento, o convertirlo incluso en un sinsentido.

De allí que la vida del cristiano sea hoy un navegar a contracorriente. Porque el caudal dominante de nuestra cultura cuenta entre sus afluentes, y no de los menores, al hedonismo, al materialismo práctico, al relativismo moral, al nihilismo, al descreimiento, al consumismo, al control de la natalidad, a la pornografía masiva, a la ideología de género, a la tiranía de lo políticamente correcto… Por fuerza, entonces, hay que tener el coraje de surcar esas turbulencias a contramano.

En medio de esas aguas oscuras, ¿qué sentido puede tener el dolor cuando la vida misma parece no tener sentido? Hay quienes juegan con la palabra "sentido" para afirmar que "el sentido de la vida es la vida misma", que el sentido del dolor es el propio dolor, que el sentido de la muerte es la muerte, etc. ¿Qué significa eso? Nada; nada sino el sinsentido de un juego de palabras. En la práctica, nada sino un vacío intelectual, que a su vez trae consigo la atrofia de la capacidad de sufrir. Y esa carencia, en forma paradójica, hace sufrir *más*, al revés de aquel sufrir sin sufrir, del que hemos hablado ya a propósito de la cruz de Cristo.

Cuando el cardenal Sarah afirma "Dios o nada", es decir, "Dios o la nada", está enunciando un terrible dilema. Todas las opciones que pudieron dar algún sentido a la existencia —y con ella al dolor—, como el Cosmos, la Humanidad, la Razón, el Progreso, la Ciencia, la Materia, la Sociedad, la Vida —con mayúscula todas—, son hoy recuerdos del pasado. La disyuntiva que queda en pie es esta: Dios o la Nada. No pocos miembros connotados de la *inteligentsia* actual parecen haber optado por el segundo término, es decir, por aquel sinsentido de la vida implícito en sus ideologías. Pero la alegría y la paz están en quienes han elegido el primer término, la misteriosa pero realísima Providencia de nuestro Padre Dios, cuya máxima expresión es el patíbulo del Calvario.

V.
CONTRATIEMPOS Y MORTIFICACIONES

Lo que la Providencia nos depara de doloroso es siempre una interpelación a nuestra libertad. Ambas realidades, Providencia de Dios y libre respuesta humana, son inseparables. Así, por ejemplo, una enfermedad que Dios permite para nosotros es buena —la "*hacemos* buena"— si la recibimos con la fe y aceptación que Dios quiere; pero carece de ese bien si nos rebelamos contra ella, es decir, si frustramos el plan divino.

Vamos a considerar ahora lo bueno o malo de los acontecimientos en esta doble dimensión suya: el bien *posible* que Dios nos envía, y la reacción *posible* con que lo recibimos. Con este fin describiremos *situaciones* varias de carácter molesto o incluso penoso, sugiriendo la manera adecuada de acogerlas como hijos de Dios y de sacarles partido, para gloria de Dios, para bien nuestro y de tantas otras personas en la Comunión de los santos. Dado el número incontable de esas posibles adversidades, nos limitaremos a ordenarlas en ciertos grupos afines.

Los contratiempos o *contrariedades* son parte integrante de la vida humana, y rara vez pasará un día sin alguna o algunas de esas molestias. Ellas se hacen parte de la vida *cristiana* por un acto de libre aceptación y de ofrenda al Señor. Y las que llamamos *mortificaciones* son actos de iniciativa propia, pequeños sacrificios que buscamos para unirnos más a la cruz de Cristo, y para ejercitar mejor las virtudes todas, tanto las tres teologales —fe, esperanza y caridad— como las cuatro cardinales —prudencia, justicia, fortaleza y templanza—.

Conviene, en primer lugar, tener presente el porqué de las contrariedades y de las mortificaciones que enumeramos a continuación. Ambas responden a la llamada con que Jesús inaugura su predicación: «El Reino de Dios está a punto de llegar: ¡convertíos!» (Mc 1, 15).

Conversión es el acto de apartarse del pecado y dirigir el corazón a Dios: es amar a Dios, arrepentirse del pecado y purificarse por las obras de penitencia. Convertirse es el giro crucial de la historia del hijo pródigo: «Me levantaré e iré a mi padre y le diré: Padre, he pecado contra el cielo y contra ti» (Lc 15, 18). Convertirse es al parecer el giro inicial de *La divina comedia*:

> *En mitad del trayecto de la vida*
> *me hallé de pronto en una selva oscura*
> *porque había perdido el buen camino.*

Ese giro hacia el mejor camino puede ser el gran vuelco de una vida, como cuando hablamos —en el sentido más fuerte de "convertirse"— del tránsito desde la incredulidad hacia la fe. Pero también es conversión ese mayor acercamiento al Señor, ese pequeño golpe de timón, ese pedirle perdón, ese retorno del hijo pródigo, que estamos llamados a realizar *cada día* en las encrucijadas corrientes de la vida cristiana: arrepentimiento y penitencia por amor a Cristo.

Ese paso es a veces tan pequeño —amor a las *cosas pequeñas*— que solo la fe viva puede descubrir su oportunidad; otras veces tendrá mayor bulto. En ese paso nos centraremos ahora. Pero si se pierde de vista su motivo esencial y enteramente positivo —amor, contrición y enmienda—, estas obras que vamos a detallar quedan reducidas a una mera disciplina moral, en el mejor de los casos, y en el peor, a una colección de manías.

Para evitar toda rigidez, debe tenerse en cuenta que, salvo en los casos de obligación moral —los mandamientos que obligan en conciencia—, en estas materias optativas se necesita una buena ecuación entre la generosidad y la flexibilidad, entre el espíritu de sacrificio y la libertad de espíritu, para no crearnos deberes que no existen.

1. Contrariedades de cada día

Comenzamos por ellas porque son, a considerable distancia, las más abundantes del diario vivir, y porque, pequeñas y todo, su buena aceptación nos prepara a recibir con fruto aquellas otras de mayor calibre. En la parábola de los talentos, el señor —¡el Señor!— aplaude así a su servidor fiel: «Muy bien, siervo bueno y fiel; porque has sido fiel en lo poco, yo te confiaré lo mucho: entra en el gozo de tu señor» (Mt 25, 21). Y es otra vez Milton quien escribe

> *que el bien triunfa del mal llevando a cabo*
> *con las cosas pequeñas las más grandes,*
> *domeñando las fuerzas de este mundo*
> *con medios que parecen diminutos.*

Habrá dolores grandes en nuestra vida: pocos, muchos, los que Dios quiera. Pero con toda seguridad habrá en una jornada cualquiera contratiempos pequeños, esos que Jesús señala con la expresión "cada día" (Lc 9, 23) cuando nos llama a tomar su cruz y seguirle.

Se trata de aquellas molestias menores, que no pueden llamarse dolores, tribulaciones, sufrimientos, porque estas palabras les quedan grandes. Como no queremos exagerar, ni ahogarnos en una taza de leche, les reservamos el término "contrariedades": pequeños inconvenientes, obstáculos, engorros, disgustos, imprevistos, dificultades de menor cuantía, incomodidades, etc.

Si queremos seguir a Cristo, en primer lugar importa mucho no exagerarlas. Sería un espectáculo penoso el que daría un fiel cristiano cuando se lamenta de nimiedades o tonterías, esas que incluso un pagano recio pasa por alto sin hacer cuestión de ellas. Y luego, pondremos buena cara ante esos "alfilerazos", como se los llama en *Camino*: «¡Cuántos que se dejarían enclavar en una cruz, ante la mirada atónita de millares de espectadores, no saben sufrir cristianamente los alfilerazos de cada día! —Piensa, entonces, qué es lo más heroico» (204).

Esta consideración me recuerda lo que escribía al autor de esas líneas un hijo suyo científico, en viaje de investigación por tierras agrestes de África: «Aquí, como en la vida espiritual, el peligro no son los leones sino los mosquitos».

Esos zumbidos, esas picaduras, esos alfilerazos son la pequeña cruz de cada día, tan mínimos como frecuentes. La paciencia —la sonrisa— con que los llevamos es la escuela preparatoria, el entrenamiento cotidiano que nos dispone a recibir con fe y amor aquellas penalidades, mayores y menos frecuentes, con que Jesús quiere unirnos a su propia cruz. «Quien es fiel en lo poco también es fiel en lo mucho» (Lc 16, 10). Bien se aplican a ese "poco" que es "mucho" estos versos de W. B. Yeats, que nos llaman a encontrar

en pobres cosas tontas que viven solo un día
el paso de la eterna belleza por su vía.

A quienes se quejan de llevar una cruz demasiado pesada, les ayudará aquella fábula de un hombre que dirigía al Señor esa protesta. Jesús lo hizo pasar entonces a una gran sala llena de cruces de todos los tamaños, y le pidió que eligiera una a su medida. Tomó el hombre una pequeñísima, pero luego, avergonzado de su falta de generosidad, buscó otra mayor. A su lado había una enorme, que rechazó con horror. Por fin encontró una intermedia, que consideró adecuada a su medida, y dijo al Señor: me quedo con esta. Para su sorpresa, Jesús le respondió: esa… es la que tú llevabas cuando me pedías una más liviana.

Si ese fuera el caso nuestro, haríamos bien en recordar aquella otra sentencia de *Camino*: «Después de tanto

"¡Cruz, Señor, Cruz!", se ve que querías una cruz a tu gusto». (989). En nuestra vida la cruz de Cristo está hecha a *su* medida, no a la de nuestra comodidad. Y eso, no solo por su tamaño, sino sobre todo por el motivo de amor, por el espíritu de ofrenda con que se la lleva.

Aun los menores ofrecimientos son engrandecidos por el amor. Un sacrificio pequeño o grande es una ofrenda de amor que presentamos al Señor, y que equivale a decirle: Todo te pertenece, todo es tuyo, el universo entero y también este pequeño detalle. Pero a falta del motivo de amor, estaríamos en aquello que dice san Pablo: «Aunque repartiera todos mis bienes, y entregara mi cuerpo a las llamas, si no tengo amor, de nada me aprovecharía» (1 Cor 13, 3). Es el amor el que hace grande lo pequeño. Tomaremos estos versos de Neruda para referirlos al Señor:

Para ti cada espiga debe apretar su grano
y en cada espiga debe desgranarse mi amor.

Vamos a seleccionar algunos ejemplos de esos pequeños contratiempos desgranados para el amor de Dios. El que pierde las llaves, el que quiebra un plato en la cocina, el que no consigue hacer partir el auto, el que se corta al afeitarse, el que se moja por la lluvia inesperada, el que se equivoca de camino, el que quema las tostadas, el que espera en vano al colega impuntual, el que recibe un insulto por la calle, el que está en una fila que no avanza, el que recibe una crítica menor, el que se aprieta un dedo en una puerta, el que mancha su ropa con comida, etc., no digamos que sufre una tragedia, pero sí tiende por naturaleza a molestarse, o incluso a quejarse.

144

Aquel que entre ellos ama a Cristo y es persona sacrificada, acompañará el disgusto con una breve oración y lo ofrecerá al Señor, quizá por alguna intención particular; no perderá el buen ánimo, y lo pasará mejor en la vida; y de paso, se dispondrá a llevar bien los disgustos mayores.

Hablando de las contrariedades de la jornada, afirmaba san Josemaría que cada uno toma las que quiere. ¿Cómo puede ser eso, cuando se supone que las contrariedades no se eligen, sino que *le pasan* a uno, y le pasan *contra* su voluntad? Y sin embargo, en buena medida dependen de uno, en función de la propia virtud o de la falta de ella.

El soberbio, por ejemplo, se sentirá humillado o pasado a llevar con mucha frecuencia; y en las mismas circunstancias, no se sentirá así la persona humilde. El vanidoso sufrirá cuando queda mal ante los demás, pero a la persona modesta eso mismo le importará poco o nada. Los susceptibles andarán hiriéndose por nimiedades que no existen para la gente recia. Los impacientes se disgustarán cada vez que se les haga esperar. Los rabiosos se irritarán por mil pequeñeces que los mansos de espíritu pasarán por alto.

Esta situación puede multiplicarse en relación con cada virtud y con su defecto correspondiente. El perezoso hallará contrariedades a cada paso de su jornada familiar y laboral, lo que no ocurrirá a la persona laboriosa y diligente. Quien es destemplado en el comer y el beber, cuando le sea forzoso pasar hambre o sed lo llevará peor que la persona sobria. La sensualidad mortificará al sensual cada vez que su deseo quede frustrado, pero la persona casta vencerá con gozo la tentación. Una privación o una pérdida económica se harán más pesadas de llevar al codicioso que a la persona austera.

El rabioso andará irritado allí donde el manso y paciente se ahorrará el disgusto. El egoísta se molestará cuando deba hacer un favor o un servicio, el mismo que la persona caritativa hará con alegría. La persona generosa dará "hasta que duela", mientras que al mezquino le molestará incluso que le pidan de lo suyo. El que no sabe envejecer tendrá una ancianidad amarga, y el que sabe hacerlo se plegará mejor al paso de los años.

Así y todo, estas contrariedades que vienen del orgullo, de la vanidad, de la impaciencia, de la pereza, de la sensualidad, de la codicia, del egoísmo, etc., por más que su origen sea un defecto, también pueden —deben— tener un efecto positivo: que quien las sufre tome conciencia de ese origen, que se enmiende y se esfuerce por adquirir la virtud contraria, y que las ofrezca al Señor con el mejor ánimo que pueda.

La conclusión que sacamos de estos ejemplos es clara: a medida que se progresa en las virtudes, y sobre todo en el amor a Dios y al prójimo, las antiguas contrariedades van desapareciendo: hay cada vez menos contratiempos en la vida, los días se deslizan más raudamente, el buen humor se hace más habitual y, según la palabra del Señor, su yugo es más suave y su carga es más ligera si andamos con él por el camino (Mt 11, 30). En un contexto distinto, vienen al caso estos versos de Goethe:

Y pasando por mil contrariedades
todo se me hizo leve y tolerable.

146

Sigamos. Solo por vía de ejemplo mencionaré otros tantos contratiempos, pequeños y frecuentes, entre los innumerables que son posibles, y cualquiera que sea su origen. Ellos forman parte de la condición humana, y a nadie le faltan en su vida diaria: se nos presentan porque la vida es así, porque Dios la quiere así, no para que hagamos un alboroto de una trivialidad cualquiera, sino para unirnos más a la menuda cruz de cada día con sonriente aceptación.

Se ha hecho notar que un organismo sano nos hace sentir cada día su presencia con algún estorbo de poca monta: una picazón, el tironcillo de un músculo, una que otra décima de fiebre, una pesadez de estómago, un acceso de tos, una heridilla, un grano en la piel, una roncha, un alza del pulso, un poco más de frío o de calor, un malestar tan leve que ni siquiera tiene nombre, una molestia al pisar…

Lo primero es no dar a estas menudencias más relieve que el escaso que merecen. Pero luego, cuando se hagan sentir, no se perderá la oportunidad de acompañarlas con una breve oración vocal, y con un ofrecimiento al Señor por alguna intención que sí importa, por ejemplo la curación de un enfermo cercano que sufre de veras.

En la vida diaria de un hogar cualquiera, raro será que falten las pequeñas contrariedades: un cierto malentendido entre marido y mujer, entre los padres y un hijo, o de los hermanos entre sí, un inevitable conflicto de gustos y de intereses, algún desorden que dificulta encontrar el objeto que se busca, un grito o una voz más alta de lo conveniente, el desarreglo de un objeto doméstico o la tardanza de su reparación, una mancha difícil de limpiar, la falta de presupuesto para una compra deseable o, más en general, el aprieto económico y, por supuesto, algo que no es menor: el peso del trabajo doméstico repartido entre *todos* —también entre los varones— según las ventajas comparativas de cada uno, aun siendo más áspero para quienes se aburren con él o son menos hábiles...

Los contratiempos de esta especie no son solo para aceptarlos con paciencia, sino también, cuando es posible, para evitarlos o resolverlos; para ayudar a los demás a hacer lo mismo, para suavizar las diferencias de caracteres o de opiniones, para saber ceder el tiempo o el gusto propio... Dios bendecirá a quienes cumplan estas funciones de armonía en el hogar. Verlaine trazó en su tiempo este cuadro idílico, cuyo espíritu puede revivir también hoy:

El hogar y la lámpara de suave resplandor,
y los ojos perdidos en los ojos amados,
la hora del té humeante y los libros cerrados:
la dulzura del fin de la velada.

Esos contratiempos de escasa importancia, que mencionamos arriba, no excluyen aquellos otros que pueden tener más relieve en el hogar, porque contienen factores de peso moral, o pedagógico, o psicológico, y que llamaríamos problemas y no contratiempos: la personalidad conflictiva de este o aquel hijo, el mal rumbo que toma su vida, las malas compañías, la pérdida de la práctica religiosa o incluso de la fe, la incontinencia, la intemperancia en el alcohol, la visible deficiencia en el estudio o el trabajo, el excesivo gasto que los recursos de la familia no permiten...

Estos casos no son contrariedades, sino dolores. No es solo la paciencia lo que se necesita en ellos, sino la corrección del mal acompañada del cariño y los medios oportunos y, como siempre, la ofrenda de esos sufrimientos al Señor y la oración de petición por el afectado, con la esperanza de su recuperación. En el auto sacramental de Lope de Vega, así recibe el padre al hijo pródigo:

Traed una rica estola
y el más preciso joyel.
Calzadle y matad al punto
una ternera y comamos,
que el hijo perdido hallamos
y vivo al que era difunto.

Contrariedades habrá siempre en la vida laboral: en lo pequeño, una reunión que se prolonga demasiado y parece pérdida de tiempo, una decisión superior que altera los planes propios, el quedar mal por un equívoco cualquiera cuando se hizo algo bien, un trámite burocrático que se complica… O bien, en la categoría de problemas, el estar bajo las órdenes de un jefe desagradable, el trabajo a contrapelo porque no hay otro mejor al alcance, la remuneración baja o, lo peor, la dura prueba que es quedarse sin trabajo.

A estos obstáculos no se les da la bienvenida en el primer momento, y se pone todo el esfuerzo posible por removerlos. Pero cuando se recapacita o, más aun, cuando se ora, cambia su sentido: se los aprovecha para convertirlos en una ofrenda al Señor, y —grandes o pequeños— se los recibe con buena cara, sin enojo, ojalá con buen humor, que es la señal más clara del sentido sobrenatural de la vida.

Cuando se comete un error involuntario de serias repercusiones, difícil será que no deje apesadumbrado el ánimo. Pero habrá tantas equivocaciones más frecuentes y de menor cuantía, que cometemos por ignorantes, por tontos o por distraídos, como perder un documento, meter la pata en la vida social, dar una información inexacta, olvidar una cita agendada, incurrir en una falta de modales en la mesa, etc., etc. Esos deslices bien pueden ampararse en el *errare humanum est*. Irritarse consigo mismo por esas bagatelas suele provenir del orgullo, del amor propio herido, del perfeccionismo. Lo humilde será olvidarlas cuanto antes, pero solo después de… reírse de sí mismo.

El peligro de las pequeñas contrariedades es que, por ser pequeñas, pierdan su referencia al Señor, como si Él esperara de nosotros solo sacrificios grandes o extraordinarios. Y lo mismo puede pasar con las pequeñas alegrías de la vida diaria: que no se agradezcan «al Dios que es la alegría de mi juventud» (Sal 43, 4). Pero lo pequeño y lo grande, lo gozoso o lo penoso, de Dios viene y a Dios se dirige con espíritu de ofrenda y de acción de gracias.

No debe pensarse, pues, que solo lo penoso puede "ofrecerse" o ser materia de ofrenda al Señor. Si ese ha sido el énfasis hasta ahora, es porque nuestro tema es el dolor. Pero la mentalidad de ofrecimiento al Señor abarca nuestra vida entera. Tanto lo sacrificado como lo feliz, tanto lo difícil como lo placentero, y en suma nuestra vida entera se dedica al Señor: todo lo que se hace, se dice y se piensa, con la obvia excepción de lo que ofende a Dios. De allí la práctica del "ofrecimiento de obras", que muchos cristianos suelen realizar al comienzo del día, y luego renovar a lo largo de la jornada. Amor y ofrenda se juntan a cada paso. Por analogía, en el orden profano recordaré el caso de una ofrenda hermosa, que se contiene en estos versos de Borges:

Te ofrezco la memoria de una rosa amarilla
vista al atardecer
años antes de que tú nacieras.

No faltan personas que, ante una contrariedad, o cuando parece que el Señor no escucha sus peticiones, se irritan con Él: les da la rabieta, la *pataleta* del niño. Estar enfadado con el Señor es una conducta infantil, que una persona madura no debe permitirse, porque Dios es el Ser infinito y el Bien infinito. En su boca pone la Escritura estas palabras: «Yo soy Dios y no un hombre» (Os 11, 9). O también, interpelando a Job: «¿Acaso conoces tú las leyes del cielo, o estableces sus preceptos en la tierra?» (38, 33). O todavía: «Acaso dice el barro al alfarero: ¿qué haces conmigo?» (Is 45, 9). Si aquel primer impulso de protesta o de enojo con Dios llega, hay que detenerlo en el acto y convertirlo en rendida aceptación.

Los contratiempos de la jornada son, como se ve, muy relativos. Contrariarse es a menudo la consecuencia de un defecto moral, y pasarlo bien en las mismas circunstancias es un fruto de la virtud. Ese es el sentido de esta paradoja que formulaba san Josemaría: contrariedades, pocas, las que uno quiera tomar. Y todas ellas, para la gloria de Dios nuestro Señor y para bien de las almas, comenzando por la persona misma que las acoge con buen ánimo.

2. La mortificación activa

Se suele decir que la Providencia manda o permite para cada uno el justo dolor que necesita. Al acto de sobrellevarlo con fe y paciencia, como venido de la voluntad de Dios, lo llamamos penitencia o mortificación *pasiva*. Es aquella que se *padece*, es decir, aquella adversidad que no hemos buscado ni tenemos por qué buscar; más bien es aquella que hacemos todo lo posible por evitar: enfermedad, fracaso, calumnia, pero que una vez ocurrida o encontrada en nuestro camino, se recibe con un acto libre de fe en la Providencia, de amor a Cristo y de aceptación de la voluntad de Dios.

Casi todo lo que llevamos dicho hasta ahora acerca de la cruz de Cristo se refiere a esta mortificación pasiva, que es con mucho la penitencia más meritoria, la que llega más hondo, la que más nos purifica, la que más nos une al Señor. Llamamos mortificación *activa*, en cambio, a aquel sacrificio, renuncia o privación que nosotros mismos buscamos por iniciativa propia, porque está a nuestro alcance hacerla, porque no nos daña, pero sí fortalece nuestro amor a Dios y al prójimo.

El término "mortificación" ha desaparecido casi de muchos idiomas actuales, o por lo menos del habla viva, porque ya no se entiende —o incluso produce escándalo— la voluntaria búsqueda de sacrificio por amor a Dios.

Pero todo el mundo es "mortificado" a su modo, cuando se trata de los intereses propios. ¿Qué sacrificios no hacen tantas personas por mejorar su aspecto físico, por adelgazar, por verse mejor? ¿O por subir un peldaño más en la escala social? ¿O por alcanzar más fama? ¿O por ganar unos pesos más, por vender sus productos, o por comprarlos? ¿Acaso el sabio que busca la verdad, o el artista que se desvive por una belleza mayor, no se mortifican? Y las madres ¿qué no hacen cada día por el bien de sus hijos?

Parece que el escándalo se limita solo al sacrificio hecho por amor al Invisible, al Único Necesario, al Único Suficiente. Pero en definitiva todos nos sacrificamos por lo deseable cuando es arduo.

La damisela se mortifica ante el espejo,
el narciso ante el ojo de las cámaras
y el asceta ante el ojo del Altísimo.

Por otra parte, hay quien piensa que la vida trae ya bastantes pesares, como para andar buscando uno mismo otros tantos. Y en efecto, como hemos dicho y repetido, son aquellos males que vienen a uno sin buscarlos los que, por obra de la fe y del amor, más nos aprovechan y nos purifican. Pero es dudoso que puedan hacerlo sin ese entrenamiento diario de las pequeñas mortificaciones activas, de los menudos sacrificios voluntarios.

¿Acaso improvisaremos la buena cara ante las tribulaciones mayores, la paciencia ante las penas más grandes, la fe y el amor que las hacen positivas y aun santificantes, *sin* el ejercicio diario de la bebida que se recorta, de la palabra que se calla, del gasto que se omite, de la fortaleza ante el resfrío, de la aplicación a la faena doméstica, del gesto de amor en el hogar, del favor que se hace al colega, de la generosidad con el necesitado? Sin esta mortificación menor de cada día, no estaremos preparados para llevar con paciencia una enfermedad mayor, un fracaso amoroso, un aprieto económico serio…

Mortificar significa literalmente "hacer morir", "llevar muerte". La muerte que deseamos en vida es la que hace morir aquello que en nosotros *debe* morir: los residuos del pecado, los desórdenes que dejan en nosotros tanto el pecado de origen como los que cometemos libremente. Escribe san Pablo: «Mortificad lo que hay de terrenal en vosotros» (Col 3, 5); y a continuación enumera la fornicación, la impureza, la avaricia, la ira, la conversación obscena y otros males no menores.

Y también: «Si con el Espíritu hacéis morir las obras de la carne, viviréis» (Rm 8, 13). "Carne" designa aquí, no el cuerpo, sino la fuerza descendente —alma y cuerpo— que nos inclina al mal, y que se equipara a la llamada concupiscencia. Se trata, en definitiva, de dar muerte a lo inferior para fortalecer lo que san Pablo llama "espíritu"; de esa muerte que da más vida, de *vivir* más y mejor la vida en Cristo, normalmente en las *pequeñas cosas* de la jornada. Cuando nuestro idioma daba sus primeros pasos, el Arcipreste de Hita escribió este refrán ingenuo pero certero:

Chico es el grano de la buena pimienta
pero más que la nuez reconforta y calienta.

O bien, dicho en forma de poesía mayor por William Blake:

Ver un mundo en un grano de arena
y el cielo en una flor silvestre,

tomar el infinito en la palma de la mano
y la eternidad en un mero instante.

Estos versos sugieren el tipo de mirada que descubre aquellas pequeñas mortificaciones posibles: esos ojos de lince que vienen del amor a Dios, porque es esa la óptica que descubre en ellas su potencial salvífico, su alcance santificador.

Esas pequeñas mortificaciones son las que más tenemos al alcance; no son nuestro primer alimento, pero condimentan toda la vida del espíritu. Ellas se buscan y practican ya con ánimo de expiación, o de desagravio por el pecado —se llaman entonces penitencias—, o de petición —de ofrecimiento por alguna intención particular—, o de ofrenda de amor, o de ejercicio de la voluntad, como preparación para recibir bien aquellas otras adversidades mayores que no tenemos por qué buscar.

Estos sacrificios menores son como las privaciones y los ejercicios diarios del deportista, de cara a las pruebas mayores de su especialidad. Por supuesto que ellos no se practican por vano perfeccionismo ni por manía, sino por amor al Señor y por el bien de los demás. El motivo de amor es su verdadera razón de ser.

La figura del atleta es ejemplar en esta materia. Nos la propone san Pablo: «Los que compiten en el estadio se abstienen de todo» (1 Cor 9, 25). Se abstienen, en efecto, de alimentos que les gustaría comer, de licores que les gustaría beber, etc., y en cambio cumplen horarios ordenados, no trasnochan, y practican a diario ejercicios laboriosos… Algo muy semejante hacen los que aman a Dios: se privan de bienes legítimos, se someten a rigores no obligatorios, practican un entrenamiento que les mantiene *en forma*, en buena forma de cara al cumplimiento de la voluntad de Dios.

Conviene, por supuesto, ser razonable y moderado en esos vencimientos, ser flexible al elegirlos y al omitirlos, evitar todo daño de la salud, y todo lo que mortifique a los demás; en caso contrario, no serían agradables al Señor. Así ve F. Dikaioslav estos pequeños sacrificios:

> *Mansedumbre, cariño en el hogar,*
> *la fuerza teologal del buen humor,*
> *levantarse temprano y con un salto,*
> *saludar a la estrella matutina,*
> *abrir y cerrar puertas con los tres movimientos*
> *de rigor (los portazos son la ruina del alma),*
> *servir un vaso de agua a Jesucristo,*
> *hacer todas las noches de hijo pródigo,*
> *beber hasta la última lágrima del cáliz...*

Las posibles mortificaciones voluntarias son tan innumerables, que apenas podemos sugerir un elenco sumario de las más habituales. Valgan como ejemplo el vencimiento de los sentidos en el comer y en el beber —comer algo menos de lo que nos gusta más, y algo más de lo que nos gusta menos, o saltarse un vaso de vino o un café superfluos—; la prontitud para levantarse en la mañana —temprano— sin dilaciones; la sobriedad en el arreglo personal; el no mirarse en el espejo cuando no es necesario; el ejercicio físico cuando se hace cuesta arriba; el no hacerse problema por unas décimas de fiebre o por alguna pequeña molestia corporal; el darse prisa cuando uno va muy lento, o el sosegarse cuando uno va muy rápido; la elección de un asiento o de una postura menos cómoda…

La virtud de la santa pureza o castidad lleva consigo múltiples vencimientos, comenzando por la guarda de la vista y el dominio de la curiosidad en la calle, en los espectáculos, en las pantallas de todo tipo, que se llenan cada vez más de sensualidad o de suciedades mayores. «El que miró a una mujer con deseo, ya pecó con ella en su corazón», dice Jesús (Mt 5, 28). Hay miradas limpias, que admiran la belleza o la elegancia; mirada impura es la que incluye el deseo voluntario de posesión carnal. Los ojos son la puerta de entrada de la impureza; su cuidado es de la mayor importancia, porque cierra el paso a las múltiples tentaciones que siguen a su descuido.

Este empeño incluye también el pudor en el vestir, que reserva lo íntimo para la intimidad, y rechaza mostrar lo que debe permanecer velado; la delicadeza en el modo de hablar y en las conversaciones, con exclusión de las groserías; y, por supuesto, el dominio del pensamiento, del recuerdo y de la fantasía. Todos estos esfuerzos tienen como fin la integración de la sexualidad en el amor, cada vez más necesaria en la sociedad actual. Hace ya siglos que el pueblo cristiano pide a Dios esta virtud por la intercesión de la Virgen María, con esta décima popular:

Bendita sea tu pureza
y eternamente lo sea,
pues todo un Dios se recrea
en tan graciosa belleza.
A ti, celestial princesa,
Virgen sagrada María,

yo te ofrezco en este día
alma, vida y corazón.
Mírame con compasión,
no me dejes, Madre mía.

Beber —vino, cerveza, licor— es un placer inmemorial y universal. «El vino que alegra el corazón del hombre» dice la Escritura (Sal 104, 15), pero no deja de recomendar medida y moderación (Si 31, 32). Esta medida es un vencimiento muy necesario. Su fin es conservar nuestra conciencia en estado natural, no inducir en ella estados artificiales, lo que también vale —y más aun— para la droga: hay que mantenerse siempre dueño de sí mismo. Excelente mortificación es esta sobriedad, y carecer de ella puede llegar a ser, en la embriaguez, no ya una falta de voluntad y de sacrificio, sino redondamente un pecado grave.

El límite del alcohol es ese punto a partir del cual empieza a perderse el pleno dominio de los pensamientos, las palabras y las acciones, dominio que debemos a nuestra dignidad humana y al mandamiento de Dios. De allí en adelante la conciencia, la libertad, la responsabilidad personal —el propio yo— comienzan a ser sustituidos por la química del alcohol en las neuronas. Ya no se es enteramente uno mismo. Hay que detenerse antes de que llegue ese momento, porque la frontera puede ser imprecisa y cambiante.

La embriaguez es un estado miserable para quien está hecho a imagen y semejanza de Dios, y el alcoholismo no puede traer sino desgracia a la vida propia y de los demás. A su vez, la adicción a la droga puede destruir la vida entera.

Hay diversiones y diversiones, fiestas y fiestas, bailes y bailes. Los hay más sanos y menos sanos, más nobles y más frívolos, más limpios y más sensuales. Su formato ha sido cambiante en la historia. Y si bien ya no estamos en los tiempos del santo cura de Ars, recordaremos las batallas campales que dio él en su pequeña parroquia, pues bien veía los peligros morales que esos festejos pueden encerrar para la pureza y para la sobriedad. La elección adecuada del "carrete" o de la diversión nocturna, sobre todo para la gente joven, puede implicar una privación costosa de ciertos panoramas, pero ese sacrificio se ofrecerá con generosidad «al Dios que es la alegría de mi juventud» (Sal 43, 4).

El arte del verdadero baile y el arte de la conversación sustituyen con éxito a esas bullangas más vulgares.

Es amplísimo el campo de la mortificación que llamamos *interior*, es decir, el dominio del pensamiento, de la imaginación, de la memoria, de los afectos, de los sentimientos y de los estados de ánimo. Puede formularse así este exigente ideal: pienso lo que *quiero* pensar, y *no* pienso lo que *no* quiero ni debo; y lo mismo con el recordar, el imaginar, el sentir, etc., en la medida en que son actos voluntarios. Nuestra mente tiende a la dispersión y a los pensamientos fantasiosos e inútiles, que nos hacen perder el tiempo, que perjudican nuestro trabajo, y que dificultan nuestra vida de oración. Así describe el verso de Eliot a esas personas de pensamiento disperso:

Distraídos de la distracción por la distracción.

Pascal consideraba esa dispersión mental casi como el estado natural del ser humano, mientras que la reflexión le parecía un estado violento, para el cual era necesario hacerse fuerza. Y es verdad, en efecto, que necesitamos un esfuerzo para concentrarnos en el trabajo, en la lectura, en la oración, en el servicio a los demás, incluso en el juego… Ese constante tira y afloja con nuestro pensamiento es un sacrificio agradable a Dios, que podemos y debemos practicar con frecuencia a lo largo del día, y que está llamado a formar en nosotros un verdadero hábito de dominio de sí.

Los pensamientos vacíos —el soñar despiertos— nos pueden llenar de aire la cabeza y, según el decir coloquial, nos transportan… a la luna, nos hacen lunáticos. Y como la mente, igual que la naturaleza, tiene *horror vacui* —horror al vacío—, esas cavilaciones pueden ser la antesala de los pensamientos negativos, críticos, sucios, vanos…, o simplemente de las fantasías —"fantastiquerías"— que se suceden unas a otras sin sentido alguno. El pensamiento, incluso el más solitario y fluctuante, se debe a la realidad y apunta a un sentido real, como lo suponemos en aquellas *rêveries* y recreaciones que Lope de Vega cuenta así:

A mis soledades voy,
de mis soledades vengo,
porque para andar conmigo
me bastan mis pensamientos.

Los sentimientos y las emociones juegan un papel capital en la vida humana, pero con facilidad estas últimas se desbordan y descontrolan, sobre todo en la cultura sentimental —sentimentalista— de nuestros días, que hace de la espontaneidad un valor máximo. Sin embargo, entregar a la sensibilidad el timón de nuestras vidas es... insensato. Negarse a una disciplina de los estados de ánimo es tanto como no ser del todo dueños de nosotros mismos, es tanto como ser menos *libres*.

Las emociones son el estrato basal de la afectividad; más arriba están los sentimientos, y en la cumbre está el amor. La afectividad posee una gran energía positiva, que por eso mismo se cultiva, se modera y se orienta: se encamina a los fines superiores de la vida, por obra de la inteligencia y de la voluntad.

Esa tarea es un continuo vencimiento, que ilumina el sentir con la luz de la inteligencia, y lo guía con el poder de la voluntad. Solo así se alcanza el debido equilibrio de *cabeza y corazón*. Este vencimiento tiene la mayor importancia en la vida que llamamos espiritual o, más bien, sobrenatural. La vida de piedad, de oración y sacramentos, debe llevarse adelante con o sin fervor, con o sin ánimo favorable, con o sin sentir: con prescindencia de lo que sentimos o no, de nuestros estados de ánimo, de nuestras emociones. Pensar que Dios está más lejos porque no lo sentimos es una niñería. Si el Señor nos da el sentir las realidades sobrenaturales, se lo agradecemos, y si no, también.

Santa Teresa de Calcuta pasó sus últimos cincuenta años de vida sin sentir nada, sumida en una profunda oscuridad y aridez espiritual: en la "noche oscura del alma", como también la pasaron, en ciertos períodos, san Juan de la Cruz y otros santos de altísima oración. En diversos poemas describe este santo la sequedad y el vacío, tanto de la sensibilidad como del espíritu, que por un tiempo largo precedieron a la oración más alta. Así, por ejemplo, en la primera estrofa del *Cántico espiritual*:

¿A dónde te escondiste,
Amado, y me dexaste con gemido?
Como el ciervo huiste
Habiéndome herido;
Salí tras ti clamando, y eras ido.

Un solo acto de amor a Dios en estado de aridez puede valer más que muchos en estado de fervor. Si solo se ora o se acude a los sacramentos cuando se *siente* fervor, devoción o entusiasmo, y se deja de hacerlo cuando no, el rumbo de la vida de piedad se descamina, y la perseverancia se vuelve problemática. Y el objeto propio de la fe, de la esperanza y del amor de caridad, que es Dios mismo, se desdibuja o se sustituye por vagos *sentimientos religiosos*.

A Tomás, el apóstol incrédulo, le dijo el Señor resucitado: «Porque me has visto has creído; bienaventurados los que sin haber visto hayan creído» (Jn 20, 29). Como sugiere Ronald Knox, podemos parafrasear esa sentencia del Señor y ponerla así: bienaventurados los que *sin sentir* creen, esperan, aman y oran. Y podemos agregar por nuestra cuenta: bienaventurados aquellos que, sin haber experimentado nunca el amor a Dios en forma emocional, han sido fieles a su voluntad durante una vida entera. Pues hay gentes así —¡santos!— que por su hechura anímica y porque Dios lo ha querido así, lo han amado y servido *en frío*, por decirlo de alguna manera, y no por eso con menor intensidad, pues lo que faltó de sensibilidad lo puso un amor más purificado y alto.

Parece que el *corazón* no admitiera disciplina alguna, que nuestros amores y afectos se mandaran solos, que la voluntad nada pudiera sobre ellos. Pero no es así, y si dejáramos suelta nuestra afectividad, entregada del todo a su espontaneidad, pronto se nos llenaría de apegos indebidos, de amarras que son cadenas, de inclinaciones negativas, de *afectos desordenados* que van contra nuestros compromisos y fidelidades, de lazos impropios, de amores que se convierten en tiranos, de amistades dudosas…

Pertenece a san Juan de la Cruz aquella figura del pájaro atado a un hilo o a una cuerda: por delgado que sea el hilo, atada queda el ave hasta que no lo rompa y eche a volar. Para las almas que quieren amar a Dios sobre todas las cosas, un hilo sutil —un afecto impropio que parece de poca monta— es ya una atadura que impide el vuelo del alma a las alturas. Por eso debe existir una mortificación del corazón, hecha de tirones pequeños o grandes. No hay persona que no los necesite. Al alinearse con la ley de Dios, esos tirones *aumentan* nuestra capacidad de amar, como una planta que se poda con el fin de producir mejores flores y frutos. Otra vez san Juan de la Cruz:

Volé tan alto, tan alto,
que le di a la caza alcance.

A todas esas disciplinas interiores que hemos enumerado, más fáciles o más difíciles, podemos añadir, en otro orden de cosas, el aprovechamiento del tiempo y la puntualidad: el madrugar y levantarse en el acto, sin demoras superfluas o de poltronería; el dar de nuestro tiempo a quien lo necesita; el no postergar por pereza diligencias o tareas pendientes; el no dejar para después lo que se debe hacer *ahora* —lo que hay que hacer *se hace,* y se hace en el momento *debido*—, y así tantos esfuerzos del mismo género en cada jornada.

Porque el vencimiento habitual de la pereza —de nuestra *flojera*— es una gran conquista, que prepara el alma a hacer cosas grandes en la vida. El ocio, en el sentido de ociosidad, ha sido objeto de mil moralejas. Son notables estos versos que Catulo, el poeta romano, se dirige a sí mismo:

> *Catulo, el ocio es para ti funesto;*
> *en el ocio te exaltas y acaloras demasiado;*
> *el ocio, en otro tiempo, perdió a reyes*
> *y a ciudades dichosas.*

¿Qué es aprovechar el tiempo? El tiempo es *uno mismo*, y aprovecharlo es sacarse partido de cara a Dios, es hacer rendir los talentos que de Él hemos recibido (Mt 25, 14-16), es dar el fruto que correspondía a nuestras capacidades. Perder el tiempo es entonces *desperdiciarse* a sí mismo, es no sacar provecho de nuestros dones, es despilfarrar el capital de naturaleza y de gracia que hemos recibido, y del que se nos pedirá cuenta en el juicio de Dios (25, 19).

El tiempo —los días contados que tenemos en la tierra— se nos da para emplearnos a fondo en cada jornada familiar, laboral, cultural, social, y para ser capaces de responder ante el juicio de Dios sobre lo que hicimos en la vida con nuestra voluntad, con nuestra inteligencia, con nuestro corazón, con nuestra alma y cuerpo, con nuestros talentos y nuestras capacidades todas, una por una. El *Si* de Kipling dice lo siguiente:

> *Si puedes llenar el implacable minuto*
> *con sesenta segundos de intensa labor (…),*
> *tuya es toda la tierra y cuanto en ella cabe.*

Sucede tantas veces que, entre las posibles ocupaciones de cada momento, tendemos a elegir la más fácil o la más grata, o incluso alguna distracción ajena al deber pero más entretenida. El estudiante debe estudiar una materia difícil, pero puede postergarla y quedarse conversando con los amigos. El mecánico tiene tres llamadas para sendas reparaciones, pero puede dejar para el final la más compleja y urgente, y no hacerla bien. El ejecutivo debe preparar una reunión difícil, pero le tienta oír o leer antes las noticias del día, y termina por improvisar. El vendedor debe poner a punto sus mercancías, pero también puede navegar primero un buen rato por la red.

Elegir en esos casos la tarea, el encargo, la gestión que objetivamente importa más o, en igualdad de condiciones, la más difícil, y eso una y otra vez en la jornada, es una mortificación continua de la pereza y de la comodidad. Es un ejercicio dificultoso de la laboriosidad, de la diligencia, del orden y la puntualidad, y en definitiva del amor a Dios y al prójimo, y por ese motivo es sumamente agradable a Él. Al mismo tiempo esos "minutos heroicos" —comenzando por el primero, levantarse a tiempo y de inmediato— acrecientan nuestra fuerza de voluntad, fortalecen nuestras capacidades y mejoran la eficacia de nuestra labor diaria.

La invención de *Internet* ha abierto al ser humano enormes posibilidades de información y comunicación, sin las cuales es difícil imaginar la vida civilizada; pero también nos podemos tentar con abundantes ocasiones de perder el tiempo en la red y, a menudo, también la honestidad. Quien quiera aprovechar su jornada y vivir con decencia debe ejercer un efectivo control de su uso, y privarse de él con la frecuencia necesaria. La red es un fértil campo para la adicción y para el daño intelectual. Mucho antes de su invención, y teniendo a la vista solo el estado de los medios de comunicación hacia 1950, T. S. Eliot adelantó en un poema los términos ya clásicos de ese empobrecimiento de la vida intelectiva:

¿Dónde quedó la sabiduría que hemos canjeado por cono-cimiento?
¿Dónde quedó el conocimiento que hemos canjeado por información?

A lo que podríamos añadir hoy: ¿dónde quedó la información que hemos canjeado por la distracción, por la curiosidad, por la sensualidad? Esas nuevas tecnologías ofrecen un amplísimo espacio a las relaciones humanas de toda especie, al trabajo, al descanso, a la entretención, a la cultura popular o la ilustrada. Pero también pueden dar lugar a una curiosidad sin fin. Es tal la facilidad de holgazanear en los teléfonos celulares o portátiles y en las pantallas de todo tipo, que resulta indispensable ser dueño y no esclavo de esos dispositivos, usarlos cuando son necesarios o convenientes, y cuando no, privarse de su uso con la frecuencia que sea precisa.

Quien enciende uno de esos aparatos cuando le viene en gana —quizá a cada rato, o en forma continua— o cuando se crea necesidades ficticias en su uso, va camino de una triste dependencia, si no la tiene ya. La sustitución de la *realidad* —de personas, situaciones y cosas— por su correspondiente imagen virtual (o desvirtuada) es una pérdida de *mundo*, de sentido de lo real y

166

de conciencia de sí mismo. Y otro tanto ocurre cuando el lenguaje de la imagen domina sobre el lenguaje verbal, sede de la cultura superior.

Conviene establecer para el uso de las pantallas una jerarquía de valores, cuya ejecución requiere de una multitud de pequeños sacrificios. Y cuando se trata de contenidos no moralmente rectos ni tampoco indiferentes, sino dañinos —por lo general sucios—, es imperativo apartarse de ellos y de su cercanía y ocasión. En esta materia la posibilidad de la adicción hace aun más urgente su dominio. La esclavitud de la impureza digital —y primero de la pornografía— es funesta.

Incluso al margen de lo vicioso, estudios serios concluyen que la adicción a las pantallas desde la infancia —para uso recreativo— está provocando ya un sensible daño sanitario e intelectual, con sombríos pronósticos para el porvenir de la cultura occidental. Dado el avance de los incontables dispositivos digitales, se nos permitirá señalar estos nuevos peligros cibernéticos con una parodia, del célebre poema de Quevedo sobre la nariz superlativa:

Érase un hombre a un celular pegado,
érase un celular pegado a un hombre.
Érase un hombre fijo en su pantalla,
érase una pantalla que encerraba
a su hombre en el espejo de la nada.

Volvamos a los seres reales. El paso del tiempo se nos hace muy lento cuando estamos a la espera de un bien que no llega todavía, y se nos hace muy rápido en los momentos de gozo que quisiéramos prolongar y no podemos.

Sincronizar nuestro tiempo interior —nuestra "sensación temporal"— con el tiempo exterior de los hechos requiere todo un esfuerzo, que pone en juego nuestra paciencia, por una parte, y por otra nuestra templanza. Hay que saber aguardar lo que no podemos tener aún, lo que tarda en suceder, lo que se retrasa.

Hay un ejemplo muy hermoso de paciencia en la historia del patriarca Jacob: debió pagar a su futuro y abusivo suegro con siete años de duro trabajo, y luego con otros siete, su matrimonio con Raquel, de quien estaba enamorado, pero «esos años le parecieron unos cuantos días, de tanto que la amaba» (Gn 29, 20). David fue ungido rey a los diecisiete años, pero debió esperar siete antes de reinar sobre Judá, y tres más antes de hacerlo sobre Israel. Y en otro plano muy superior, Jesús esperó hasta los treinta y tantos años antes de empezar su ministerio público y su Pasión redentora, que le urgía: «¡Qué ansias tengo hasta que se lleve a cabo!» (Lc 12, 50).

Diez minutos de paciencia, media hora de paciencia, un día de paciencia, en mes o un año de paciencia y, por qué no, a veces toda una vida de espera —¡en paz!— pueden ser algo heroico. «Con vuestra paciencia salvaréis vuestras almas», nos dice Jesús (Lc 21, 19). Y santa Teresa en su famoso poema:

La paciencia
todo lo alcanza.

Cuando estamos tentados de impacientarnos porque la espera es dura, el Señor quiere de nosotros esa difícil mortificación de la conformidad y la paz, en las circunstancias que sea, en lo importante y en lo nimio: en un atochamiento del tránsito, en la larga fila ante una ventanilla, en la expectativa de un dinero que necesitamos y que no llega, cuando se ha perdido el empleo y no se encuentra uno nuevo, a la espera de ser correspondido por la persona que se ama... Cosas, todas estas, que pueden hacerse más difíciles en la cultura actual de la gratificación inmediata.

En el sentido inverso, nosotros no podemos hacer esperar a los demás si podemos evitarlo. Llegar a la hora en punto —o un poco antes— a las reuniones de trabajo, a las invitaciones de la vida social, a una cita acordada, son pequeños sacrificios diarios que debemos al amor a Dios y al prójimo. Llegar tarde a un compromiso suele proceder del hecho de *salir* tarde de la ocupación anterior, pensando que estaríamos listos en cinco minutos, cuando la experiencia indica que son diez o quince. La puntualidad es una virtud necesaria en la vida de la persona y de la sociedad. Y cuando es a uno mismo a quien hacen esperar, ya sea por impuntualidad de otros o por la mecánica civil, también es un sacrificio el aguardar con paciencia.

Cuando se conduce un vehículo, y salvo casos de verdadera urgencia, ¿qué necesidad hay de la prisa, y sobre todo de la velocidad imprudente, con el objeto de ganar unos escasos minutos, que por lo demás perdemos después en cualquier nadería?

Casi siempre es posible aprovechar los tiempos de espera forzosa. Por de pronto, son un tiempo útil para rezar nuestras oraciones vocales acostumbradas. Cuando se puede leer, se lee. Hay quienes, juntando una espera con otra, han llegado a dar los primeros pasos de un nuevo idioma. Las actuales tecnologías nos ofrecen oportunidades inéditas para estas formas de aprovechar el tiempo, en vez de rezongar porque nos lo hacen perder.

3. Primero, caridad con humildad

Es una ofrenda grata al Señor el amor al trabajo bien hecho de cada día, incluso en los detalles; el empezarlo a tiempo, y en lo posible el dejarlo bien terminado, y no a medio hacer o *casi* listo. Evitar distracciones superfluas, poner la cabeza y los sentidos en lo que estamos haciendo, evitar las omisiones y las chapuzas, y en definitiva ser eficaces y competentes en el propio oficio, son algunos de los mil esfuerzos diarios que podemos —y debemos— ofrecer a Dios en cada jornada laboral, porque Él se complace en el fruto de las capacidades que nos dio, y de las que nos pedirá cuentas, según lo que Jesús enseña en múltiples parábolas: la de los talentos (Mt 25, 14-30), la de las minas (Lc 19, 11-26), etc. Aunque solo se refieren al trabajo manual, estos versos de Neruda son elocuentes:

> *Me declaro culpable de no haber*
> *hecho, con estas manos que me dieron,*
> *una escoba.*
> *Por qué me dieron manos?*
> *Para qué me sirvieron*
> *si no recogí el hilo de la escoba*
> *verde aún en la tierra,*
> *y no puse a secar los tallos tiernos*
> *y no los pude unir en un haz áureo*
> *y no junté una caña de madera*

170

a la falda amarilla
hasta dar una escoba a los caminos?

Aunque también se refieren al trabajo manual, los versos que siguen no son de culpa sino de gozo, y de ese gozo muy singular que contiene el esfuerzo laboral de cara a Dios, a quien se dirige así Rabindranath Tagore:

Tú estás allí donde ara el labrador la dura tierra,
y donde el peón de los caminos rompe la roca viva.
Bajo el sol o la lluvia Tú estás en medio de ellos.
Es en el duro trabajo y en el sudor de mi frente
donde yo te descubro y te hago compañía.

En su día, la madre Teresa de Ávila dijo algo parecido a sus hijas, cuando se ocupaban de los menesteres menos "espirituales", con esta famosa sentencia: «Entre los pucheros anda el Señor».

A este esfuerzo del trabajo bien hecho por amor se suma otro vasto capítulo: el dominio del carácter, por obra de la paciencia y de la mansedumbre; el no irritarse por menudencias, ni tampoco en lo posible por disgustos mayores; el pasar por alto los pequeños defectos ajenos; el saber esperar antes de reprender, para poder hacerlo con serenidad; el abreviar un enojo, y sobreponerse a él una vez pasada la primera reacción, que es involuntaria; el no dejarlo nunca guardado en el corazón, en forma de rencor; la difícil prontitud para perdonar aquello que nos hirió o nos dañó, según la palabra del *Padrenuestro*: «Perdona nuestras ofensas como también nosotros perdonamos a los que nos ofenden» (Mt 6, 12), es decir, como los hemos perdonado *ya*.

171

Cuando nos ofende alguien con su palabra o su acción, nuestro primer movimiento *reflejo* es de irritación, y por su naturaleza casi maquinal no tiene mayor importancia; lo que importa es lo que viene después, cuando entra en juego nuestra voluntad libre, y cuanto antes, mejor. Hay nimiedades que se perdonan y olvidan casi sobre la marcha; pero en el otro extremo puede haber también rencores profundos, que cierran el paso al perdón durante años enteros, o incluso durante toda una vida, cosa que es terrible, insana y objetivamente pecaminosa.

Por lo demás, quien prolonga su rencor prolonga también su dolor.

Tras la reacción inicial de rabia por la ofensa, el afectado puede poner en marcha, con la gracia de Dios y alguna breve oración, un esforzado proceso de misericordia, que va por etapas. Lo primero es *querer* perdonar, aunque subsista el sentimiento negativo, porque no se tiene sobre él un dominio directo e inmediato; el que quiere perdonar debe ser paciente consigo mismo. A continuación, por obra de ese querer, este sentimiento irá perdiendo intensidad en forma gradual. Y el resultado final, el más lento de todos, es el olvido, que tarda más en llegar, porque la memoria está aun menos sujeta a la voluntad. Pero la fuerza inicial del querer perdonar termina a la larga por completar esas etapas y alcanzar el perdón completo.

Perdonar no es una mortificación optativa, como lo son varias de las precedentes: es imperativo iniciar el proceso que lleva al perdón, sea cual sea el mal o el daño recibido. Así lo enseñó Jesús de varias maneras: cuando respondió a Simón Pedro que se debía perdonar no siete veces, como sugería el apóstol, sino hasta setenta veces siete, es decir, *siempre* (Mt 18, 22); en la misma oración del *Padrenuestro*, que ya mencionamos; en las parábolas con que ilustra Jesús este mandato (Mt 18, 23-35; Lc 7, 41-47); y sobre todo, cuando en la cruz pidió a su Padre que perdonara a sus propios verdugos (Lc 23, 34). Se ha escrito:

*Creados a su imagen y semejanza fuimos
pero pronto opacamos ese espejo de Dios.
Hoy podemos volver a ser sus semejantes:
nunca es tan semejante el hombre a Dios
como cuando perdona al ofensor.*

Regresemos ahora a los sacrificios más optativos. Por razones de orden organizamos nuestros horarios de cada día según los planes de familia, de trabajo, de vida social, de descanso. Pero con frecuencia un motivo imprevisto nos fuerza a cambiar de planes. Aceptar esos cambios con rapidez, con buena cara, como quien ve en ellos una nueva voluntad de Dios, y hacerlo habitualmente así, es un sacrificio pequeño —y a veces no tan pequeño— pero siempre abundante, que un alma penitente no despreciará ni pasará por alto.

Suele haber un esfuerzo particular en las renuncias, no ya solo en aquellas que por su materia grave son obligatorias, sino también en las privaciones de bienes legítimos, de los que se prescinde por espíritu de desprendimiento y por amor a Dios y al prójimo. Las Escrituras recomiendan vivamente la limosna como camino de salvación, solo que esa palabra ha quedado reducida hoy a su mínima expresión, lo mismo que la palabra "caridad". Es por eso que dar unas pocas monedas o ropa vieja está muy por debajo de las exigencias evangélicas. En el dar hay que ser tan espléndido como se pueda, porque —entre otras razones— las necesidades ajenas son enormes.

Las nuevas formas del comercio hacen del comprar algo cada vez más fácil y tentador… para los que pueden. A la tentación habitual de los escaparates y las liquidaciones se suman hoy las de la red, ya que para muchos se ha vuelto tan sencillo elegir, ordenar y tener rápidamente el producto en casa. Porque nos ama, Dios nos quiere más desasidos de los bienes materiales: «No podéis servir a Dios y a las riquezas» (Mt 6, 24). Buen sacrificio es desprenderse de bienes superfluos, y destinarlos con generosidad a quienes les son necesarios, o a instituciones y actividades de valor social, cultural o religioso que requieren de esa indispensable ayuda.

Las penalidades de la pobreza, y más aun de la extrema pobreza, y la carencia de los bienes mínimos de pan, techo y abrigo, son un grave desafío moral para las autoridades y para el resto de la población, sobre todo de la más pudiente, que debe hacer cuanto sea humanamente posible por remediar esos males, tanto con sus bienes como con sus iniciativas institucionales. Y quienes padecen esa penuria, junto con esforzarse por superarla, se unirán a Jesús que dice: «Las bestias del campo tienen sus guaridas, y las aves del cielo sus nidos, pero el Hijo del hombre no tiene dónde reclinar la cabeza» (Lc 9, 58).

Lo mismo harán quienes se han entregado a Dios con vocación de pobreza evangélica. Pero todos los fieles están llamados a ese desprendimiento, que Juana Inés de la Cruz expresó en estos versos:

y así, siempre me causa más contento
poner riquezas en mi entendimiento
que no mi entendimiento en las riquezas.

Al desasimiento y renuncia de los bienes, materiales o de cualquier especie, se lo llama a veces *indiferencia*. Es una palabra impropia, y más próxima al estoicismo que a lo cristiano. Porque el discípulo de Cristo ama intensamente todo aquello que en el mundo no envuelve pecado: ama a las personas cercanas a su corazón y a todas las demás, ama su hogar, ama el trabajo bien hecho, ama la belleza del reino de este mundo, ama la verdad del conocimiento y la sabiduría terrena, ama los demás bienes de la cultura, ama el placer controlado de los sentidos, la entretención, el juego, el deporte y, en fin, ama al mundo no mundano.

Pero también se ama aquello que se renuncia a gozar o poseer, aquello que se obsequia, lo que acrecienta el valor del desprendimiento, pues si no se lo amara, casi no merecería el nombre de renuncia. Suele distinguirse entre los bienes espirituales y los materiales de esta manera: cuando doy a otro estos últimos, me quedo sin ellos, pero cuando comparto con otros una idea, un ideal, un afecto, una verdad o un pensamiento, no me privo de él sino que nos enriquecemos ambos, el que da y el que recibe.

De tal modo estamos hechos para los demás, para convivir con ellos y amarlos y servirlos, que quien vive metido en sí mismo, quien va siempre a lo suyo, quien se encierra en su propio yo, no puede ser sino una persona desgraciada. El pueblo escogido huyó de la esclavitud de Egipto y marchó hacia la tierra prometida; nosotros tenemos que salir de la esclavitud del ensimismamiento y marchar al encuentro del prójimo, de sus necesidades, de sus penas y gozos. Solo así la amargura del egoísmo se convierte en libertad y alegría de vivir.

Por esta razón deben tener prioridad, sobre todos los demás vencimientos personales, aquellos que están ligados a la caridad. La primera salida de sí mismo hacia el prójimo es el acto de *comprender*: el ponerse en el lugar de la otra persona, el situarse en el *pellejo* ajeno o en sus *zapatos*, el hacer del prójimo un *otro yo,* el mirar con *sus* ojos y el sentir con *su* corazón. Esta es la gran enseñanza de la parábola del buen samaritano (Lc 10, 30-35): se puso él mismo en la situación del pobre malherido a la orilla del camino, como si él fuera el moribundo, lo compadeció y lo amó en su desamparo, hizo lo que querría que hicieran con él en esa situación, y se tomó todos los trabajos de su recuperación como si se tratara de sí mismo. Escribe Emily Dickinson:

Debes caminar en los zapatos del otro
porque allí se nos revela su misterio
y los dos corazones laten con un mismo compás.

La persona que tiene esa capacidad de comprender se multiplica por muchas personas, por todo un mundo de prójimos, y agranda su mente y su corazón. Y por supuesto, muy ligado a la comprensión del otro está el espíritu de *servicio* para con él, como lo muestra la misma parábola: al acto de comprender la situación del herido siguieron para el samaritano todos los cuidados que le prodigó. Amar es servir. De sí mismo dice Jesús que «no ha venido a ser servido sino a servir» (Mt 20, 28).

La mirada del amor sobre quienes nos rodean descubre mil posibilidades de asistirlos: adelantarse a realizar una tarea doméstica para ahorrársela a otro de la familia, echar una mano al amigo en un trámite burocrático farragoso, sustituir a un colega en un trabajo que lo sobrepasa, ser ese compañero de quien los demás saben que hace favores a quien se los pida, y en fin, tener ojos para descubrir las necesidades ocultas de los demás, como la Virgen María en las bodas de Caná.

Todos los santos han llevado a su grado heroico esta disponibilidad. Citaremos de modo especial a aquellos que se han empleado en los servicios de aseo y de cuidado más desagradables, aquellos de los enfermos que no tienen dónde caerse muertos, como san Francisco de Asís, santa Catalina de Siena, san Juan de Dios, san Damián, san Camilo de Lelis, santa Teresa de Calcuta o san Josemaría.

Pero algo que está al alcance de todos nosotros es hacer la vida amable a quienes nos rodean, hacer agradable la convivencia en torno, llevar alegría —y ojalá humor— a la propia familia en primer lugar, luego al clima laboral, y a cualquier ambiente en que se esté. Es verdad que este poder de catalizar la alegría de los demás está ligado a diversas cualidades naturales de temperamento y de simpatía; pero mucho más lo está al hecho de olvidarse de sí mismo y vivir pendiente de los demás, sobre todo de aquellos para quienes la alegría es habitualmente un estado de primera necesidad.

Añadiremos ahora algo que parece superfluo pero no lo es: la sonrisa. No acostumbramos hablar de ella en términos de caridad, ni menos de sacrificio, pero en efecto puede serlo. ¿Cuándo? Cuando se está serio pero la necesitan los otros. Nuestra cara es todo un tablero de señales. La sonrisa indica muchas cosas: que todo anda bien, que la vida es buena, que las cosas caminan… A veces basta una sonrisa para descomprimir una situación tensa, o para alegrar todavía más una situación alegre. No se trata de la carcajada, que por lo demás suele ser excelente, sino de ese leve gesto silencioso y de la mirada que lo acompaña. Ese gesto puede estar ligados a todas las formas de amor: afecto, amistad, *eros* y caridad. Leemos en Neruda con relación al *eros*:

Quítame el pan si quieres,
quítame el aire, pero
no me quites tu risa.

Innumerables son las mortificaciones y los esfuerzos posibles del amor al prójimo, que tienen como base el pensar más en los demás y menos en sí mismo: no vivir en competencia con nadie, no hablar mal de nadie, no murmurar, no juzgar, decir la palabra justa o guardar el silencio oportuno, saber oír a los demás y no excederse en el hablar, contar anécdotas graciosas o, si se tiene esa habilidad, buenos chistes; y en suma todo aquello que pueda hacer positivamente más grata la convivencia familiar, laboral y social.

La maledicencia, el *pelambre*, la palabra que pone de relieve los defectos del prójimo —reales o imaginarios— es a menudo una verdadera lacra moral de las conversaciones, e incluso una tentación para las personas prudentes que no acostumbran referirse mal de nadie. El hablar mal de otro suele provenir del pensar mal de él: el pensamiento crítico tiende a expresarse en forma verbal cuando llega la ocasión. Por eso es imperativo formarse el hábito de *pensar bien* del prójimo.

Entre dos riesgos, más vale pecar de ingenuo y engañarse, que desacreditar a alguien o difamarlo.

El apóstol Santiago dice cosas terribles de la lengua: ese "miembro pequeño" capaz de producir "un mundo de iniquidad" (5-6). Una excelente norma de conducta en la conversación es hablar bien de quien se habla mal o, si eso no es posible, guardar silencio. Y no debe olvidarse la bienaventuranza del Señor: «Bienaventurados los misericordiosos, porque ellos alcanzarán misericordia» (Mt 5, 7). Tampoco olvidaremos su severa advertencia, que relaciona nuestros juicios sobre el prójimo nada menos que con el juicio de Dios: «No juzguéis, y no seréis juzgados, (…) porque la medida con que midáis es la medida con que seréis medidos» (Mt 7, 1-2).

La propia solidaridad de la condición humana, base natural de la Comunión de los santos, nos urge a actuar siempre y en todo con amor al prójimo y con la mortificación ligada a él, porque, como dice F. Dikaioslav, existe entre todos los seres humanos esa

total complicidad por el hecho de existir,
ya que a todos nos ha pasado
esta cosa curiosa de vivir,
de ser un animal pensante,
de toser, de cantar, de comer por la boca,
de ir al baño, de amar, de tener que morir,
de ser hijos de Dios, buenos o malos…

Si la caridad está en la cumbre de la vida sobrenatural, la humildad es su base y fundamento. No se obtiene la humildad sin la gracia de Dios, y sin luchar con el orgullo hasta el último día de nuestra vida. El que crea no tener nunca aspiraciones o sueños desordenados de grandeza personal, es que no se conoce a sí mismo, o bien está tan embebido en ellos que no los nota. Hay mil formas de mortificar este mal —el peor de todos— que se llama soberbia.

Así el no creerse superior a ningún otro ser humano, ni mirar a nadie por encima del hombro; el no compararse siquiera con nadie; el no presumir nunca de nada —¿de qué, en realidad?—; el no creerse las alabanzas que digan de uno; el evitar los ensueños de protagonismo descollante, esas historietas imaginarias donde uno es el héroe; el superar con prontitud la reacción natural ante un insulto o un desprecio; el dejarse corregir los propios defectos; el no querer tener razón a toda costa en las conversaciones; el opinar siempre con respeto por las opiniones contrarias; el obedecer a quien se debe obediencia; el ocuparse de servicios bajos o inferiores con alegría…

Por naturaleza nos disgusta sufrir maledicencias, y nos agrada recibir elogios. La meta de los santos ha consistido en *dárseles lo mismo* una cosa que otra, es decir, no importarles nada la alabanza ni la difamación, ser indiferentes tanto al aplauso como al abucheo. Entre los santos que más lejos han llevado esa actitud se cuentan san Juan Crisóstomo, santa Teresa, san José de Calasanz, san Felipe Neri, san Alfonso María de Ligorio, san Juan Bosco, san Pío de Pietrelcina, san Pedro Poveda y san Josemaría. Por largo que sea el camino que lleva a esa humildad, todos estamos llamados a emprenderlo. Cuanto más cerca estemos de ese ideal, más sufrimiento inútil estaremos quitándonos de encima.

Ocurre a veces que, por un malentendido, uno carga con la responsabilidad de una culpa u omisión ajena: sin serlo, ha parecido que era uno el culpable. Puede haber en esos casos una razón superior que exija aclarar la verdad; pero si no la hay, es generoso de parte de uno guardar silencio y quedar mal. Y a la inversa, cuando el autor es uno y no hay testigos del hecho —de haber roto un objeto, estropeado una máquina, manchado un tejido, extraviado un documento—, es noble reconocer ante los demás: "fui yo", en vez de ocultarse en el anonimato.

Todavía un último agregado, pero no el menor: si repartimos nuestro tiempo entre los múltiples quehaceres de la jornada, y los realizamos por amor a Dios nuestro Señor, también quiere Él ciertos ratos dedicados a Sí mismo en forma exclusiva. Son los momentos reservados a la oración, a las prácticas de piedad, a la Eucaristía... Sus horarios —que conviene tener, para evitar las omisiones— se ajustan con toda flexibilidad a las ocupaciones del resto de la jornada, pero no sin generosidad con el tiempo, ni tampoco sin un esfuerzo de orden y puntualidad. Pues aunque esas prácticas no constituyan ninguna obligación, detrás de ellas está la *libre voluntad* de buscar la unión de amor con el Padre y el Hijo y el Espíritu Santo.

Nos pasará con alguna frecuencia que, llegado el momento, no tengamos *ganas* de rezar, de leer, de meditar, de confesarnos, o de ir a Misa y comulgar. Pero tal como vamos a trabajar o nos dedicamos a la familia *con o sin* ganas, porque familia y trabajo son una cosa seria y valiosa, así nos aplicamos a esas distintas formas de orar aunque nos cueste, por el alto valor que encierran: por la *voluntad* que decíamos, y que es verdadero amor a Dios, más allá de sus repercusiones sobre la sensibilidad. Cuando esta última no nos acompañe, el esfuerzo adicional de orar o de comulgar en estado de aridez emotiva —como ya sugerimos— será una pequeñísima participación de Getsemaní. Alguien que lo necesitaba recibió este consejo, escrito medio en broma y medio en serio:

> *Pero hombre! Si la cosa no es sentir*
> *ni emocionarse al leer la Biblia.*
> *Tú quieres rebajar esa lectura*
> *al nivel de película romántica,*
> *a la altura de nervios o de lágrimas.*
> *Usa la voluntad y la cabeza,*
> *el corazón y no el corazoncito!*

Puede parecer que estar en cada uno de estos desafíos de cada día, que acabamos de enumerar, o incluso en la mayoría de estas mortificaciones que hemos descrito, es cosa de perfeccionistas o de maníacos o de coleccionistas de sacrificios, o que da lugar a vidas complicadas y fatigosas. Pero no hay tal. El *amor* con que se las practica es su origen, su motivo, su finalidad y su razón de ser; su contenido es la cruz de Cristo a escala diaria; y su resultado es la mayor capacidad de darse a sí mismo. Por eso las acompaña siempre la alegría.

Quien practica estos vencimientos no se distingue de la persona que hace *bien* su oficio, o que se ocupa *bien* de sus seres queridos. Elevadas al orden sobrenatural, estas formas de penitencia —las que sea, elegidas con plena libertad— son parte integrante de *la vida en Cristo*.

Algunos de los esfuerzos aquí consignados son materia de precepto o están ligados a ella, es decir, constituyen en conciencia una obligación moral. Pero muchos otros, siendo excelentes, no son obligatorios. Aquellos que no son materia de mandamiento —se los llama "supererogatorios"—, se los practicará con flexibilidad y con libertad de espíritu, sin inventarse leyes ni deberes que no existen. Conviene por eso variarlos, turnarlos o simplemente omitirlos, también por otra razón: se gastan y se convierten en costumbres. No echar nunca sal a tal plato o azúcar en tal bebida, o prescindir de tales o cuales pasatiempos superfluos, puede llegar a ser una rutina que ya ni siquiera mortifica, y no es esa la idea.

Puesto que la santidad no estriba en hazañas prodigiosas ni en obras extraordinarias, ella está precisamente en esas obras de cada día, pequeñas pero numerosas: ella está en hacer *extraordinariamente* bien las cosas *ordinarias* de la jornada. Y a medida que se forman *hábitos* de estas conductas —es decir, virtudes—, practicarlas resulta más fácil y natural de lo que parecería a primera vista. Bien expresó Antonio Machado el valor de esas pequeñeces:

Despacito y buena letra;
el hacer las cosas bien
importa más que el hacerlas.

Es tal la cantidad y variedad de estos esfuerzos y privaciones, que los arriba apuntados son apenas unos botones de muestra. Puede haber mortificación —y a veces debe haberla— en todo lo que pensamos, sentimos, hablamos y hacemos cada día de vida y en cada momento de ella. No hay virtud, no hay actividad que no ofrezca materia para estos pequeños vencimientos. Estar en ellos con perseverancia es lo que llamaríamos *una vida penitente*, gratísima a los ojos de Dios.

Hay personas que, llevando una conducta recta o incluso una vida espiritual provechosa, están detenidas en un punto muerto, y no terminan de avanzar en la vida sobrenatural *porque* no se deciden a mortificarse más. Al no hacerlo acumulan en su alma demasiados rincones o rinconcillos de pereza, de vanidad, de egoísmo, de sensualidad, de codicia. Solo llevando una vida de mayor vencimiento y penitencia podrán salir de esa decorosa medianía. Dice Jesús: «El reino de los cielos padece violencia, y los esforzados lo conquistan» (Mt 11, 12).

Cada tipo de mortificación tiene su objeto propio, ligado a una virtud determinada. Pero hay un efecto común a todas y cada una de ellas: el aumento de nuestra *fuerza de voluntad,* ese resorte básico de nuestra vida moral y espiritual. Sin esa fuerza no se llega muy lejos en ninguna empresa. Y cuando se trata de la santificación de la vida, ella es indispensable para corresponder a la gracia divina, para resistir a toda tentación del mal y, por supuesto, para hacer frente al dolor y sobrellevarlo con la paz y la alegría de los hijos de Dios.

Por último, estos muchos empeños habituales, que llamamos mortificación *activa,* están destinados a prepararnos para la purificación *pasiva,* es decir, para la buena aceptación del dolor que *no* hemos buscado. Y cuando llega ese trance de sufrimiento propiamente dicho, quien ha practicado aquellos vencimientos voluntarios y menores se da cuenta de que, por útiles que fueran como preparativos, tenían un alcance limitado: no llegaban del todo a esas profundidades del alma donde sí llegan el sufrimiento no deseado, la desgracia, el infortunio.

Esta última purificación del alma es la que llamamos penitencia *pasiva*, la más fecunda de todas. A ella dedicaremos las consideraciones que siguen, tratando de agrupar su inmensa variedad en algunos conjuntos afines pero misceláneos, y sin la pretensión de un orden sistemático.

VI.
EL BUEN SUFRIR

1. POR AMOR AL PRÓJIMO

En los momentos de disgusto o de pena, podemos tender a encerrarnos en nosotros mismos y en nuestros problemas personales. El ensimismamiento, que ya hemos descrito como un efecto bastante usual del dolor, al menos como inclinación, nos hace daño si no salimos de él. Pero es admirable cómo, en situaciones de esa índole, basta hacer *algo* por los demás, preocuparse de *alguna* necesidad *ajena*, sintonizar con *alguien* que lo necesita, prestar un pequeño servicio, pensar menos en sí mismo y más en otro u otros, para recobrar casi de inmediato la alegría y la paz interior, que tal vez se habían perdido en el ensimismamiento.

El olvido de sí mismo, el darse a los demás, es uno de los medios más poderosos que tenemos para sobreponernos a las desazones del ánimo. No se trata de un simple remedio para un mal personal, porque entonces ni siquiera surtiría efecto. Preocuparse por los demás es un fin en sí, es un bien de suyo, que tiene como feliz *consecuencia* la superación de un abatimiento. Se cumple así la palabra de Jesús: «Hay más felicidad en dar que en recibir» (Hch 20, 35).

La salida del propio yo, primero en dirección a Dios nuestro Señor, luego en dirección a nuestro semejante, es un alto ejercicio espiritual, porque forma parte esencial de los dos mandamientos supremos de la ley de Dios. Amar a Dios y al prójimo es aquello para lo que estamos hechos, es *lo* esencial que debemos hacer en este mundo, y por eso la salida de sí mismo está lleno de consecuencias positivas. A la inversa, el que piensa mucho en sí y en lo propio recibe ya en su conciencia la señal de su descamino: sufre más, es más vulnerable al dolor.

¿Por qué es tan difícil el olvido de sí? Porque nuestro propio *ego* está tan incrustado en nuestra naturaleza caída, que tiende a aparecer por todas partes: yo, lo mío, a mí, para mí, conmigo, contra mí, por mí, según yo… La sentencia de Pascal es lapidaria: «El yo es odioso». Para poner ese invasivo *ego* en su sitio, no es cuestión de hacer el vacío interior, a la manera oriental; hace falta salir hacia los demás en la dirección horizontal, y hacia el Altísimo en la vertical: orar y servir, es decir, trascenderse hacia *lo otro*: el Otro que es Dios mismo, los otros que son mis prójimos. César Vallejo expresa el amor a los demás en su lenguaje personal y con dejos de humor:

Me viene, hay días, una gana ubérrima, política,
de querer, de besar al cariño en sus dos rostros (…)
y también quiero muchísimo
lavarle al cojo el pie

y ayudarle a dormir al tuerto próximo.
¡Ah querer, este, el mío, este, el mundial,
interhumano y parroquial, provecto!

Recordemos un caso heroico de sacrificio por amor a Dios y al prójimo: el Padre Damián, san Damián de Molokai (Hawai), sacerdote belga que escogió un ministerio equivalente a una sentencia de muerte, por casi seguro contagio: atender a una colonia segregada de seiscientos isleños leprosos, incurables y, por decirlo todo, repulsivos. Ante ellos fue presentado así: «Él los ama hasta el punto de estar dispuesto a vivir y morir con ustedes». Y así fue. Murió de lepra entre los suyos, al cabo de casi dos décadas de amoroso servicio, haciéndose como una sola cosa con esa masa infectada —¡hijos de Dios!—, y ganándose la admiración póstuma de personajes como R. L. Stevenson, León Tolstoi o Mahatma Gandhi.

Cualquiera de sus enfermos podía haber dicho de él: ¡cuánto debe querernos este hombre, para servirnos así!

Guarda cierta analogía con el caso del Padre Damián el de Albert Schweitzer, médico y teólogo protestante, tenaz defensor de la vida y Premio Nobel de la Paz. Cuando era estudiante y gozaba de una amplia cultura, pensó un día que debía dar algo a cambio de esa situación privilegiada. Decidió entonces continuar sus estudios hasta los treinta años, y dedicar después el resto de su vida a los demás. Lo hizo marchando a África, a prestar sus servicios médicos en Lambaréné, alternados con sus viajes a distintas ciudades de Europa como conferencista.

Estos dos casos, sobre todo el primero, son extraordinarios, y pueden alimentar un equívoco: que para dedicar la vida al servicio del prójimo hay que salir del propio medio, y realizar alguna obra excepcional en un lugar apartado del mundo. Pero no hay tal: la inmensa mayoría de las personas puede —y debe— dedicar su vida a los demás en las condiciones habituales de su existencia y en su propio medio ambiente.

Es el caso de innmerables padres anónimos que hacen algo parecido por sus hijos; de incontables esposos que actúan así el uno con el otro; de tantísimos trabajadores de la salud o del campo o de la enseñanza o de la construcción o del servicio doméstico —o de cualquier oficio y condición—, que actúan así con sus prójimos en la base invisible de la sociedad, sin más testigos que unos pocos parientes o vecinos. Más aun, es el caso de *cualquier* ser humano que, en *cualquier* circunstancia de la vida ordinaria, dedica su existencia a los demás.

Pero todas esas abnegaciones juntas son apenas unos amores y unos sacrificios mínimos, que forman el cortejo cotidiano del inconmensurable amor y sacrificio de Cristo por cada uno de nosotros. En una suerte de fantasía utópica, Dikaioslav proyecta así el alcance social del amor al prójimo:

Oh ciudad sobre caridad fundada
donde el prójimo es siempre mi otro yo:
no hay otro rey que el prójimo en toda la ciudad
ni hay otra actividad que la de amar.
La ciudad es hermosa por amor:
tiene los esplendores de la novia
que un día subirá al más alto Amor.

No existe una ciudad tal, pero sí es posible que ese ideal se realice en familias o en grupos singulares. Y quizá es posible que unas cuantas familias de semejantes lazos propaguen su fuerza centrífuga a su alrededor, y alcancen un radio considerable. Así debió ocurrir en ciertas porciones de la primera cristiandad, y es del todo deseable que siga ocurriendo entre nosotros.

Sigamos, pues, con las situaciones ordinarias. Hablar poco de sí mismo es un consejo sabio y universal. Un *ego* parlante es tedioso para los oyentes, y más aun si se oye a sí mismo, o si busca lucirse y quedar bien. Hay una manera capciosa de hacerlo, que consiste en hablar de cualquier otro asunto pero "dejar caer", como quien no quiere la cosa, como de paso, el "aviso" de un mérito propio, de una actuación personal, de una condición o de una cualidad encomiable. Lo triste del caso es que los demás suelen advertir esa jugada. Salvo una razón imperativa, callar lo que a uno lo ensalza es un vencimiento agradable a Dios… y a los oyentes. Ese elogio deben expresarlo los demás, si es el caso, pero no el protagonista.

Hay personas que en la conversación casi no oyen al interlocutor, porque están pensando lo que van a decirle en cuanto termine de hablar, sobre todo cuando se discute. Y más cuando se tiene el detestable hábito de querer tener siempre la razón, y eso por el dudoso motivo de ser la opinión *de uno*, la propia. Saber oír de veras al otro, como *probándose* en sí mismo las ideas ajenas, puede ser un cierto sacrificio para las personas locuaces, y más si son orgullosas. Pero ese *ensayo* intelectual y afectivo es el alma del verdadero diálogo. Y dejar hablar a los demás, no hablárselo todo, dejar su tiempo a otros, es una conducta que los interlocutores agradecen.

El arte de la conversación amena e ingeniosa es todo un don, que se ejercita mejor con humildad y amor al prójimo.

En la convivencia familiar, laboral y social de cada día, los pequeños o grandes roces de unos con otros por motivos de carácter, de ideas o de preferencias son difíciles de evitar, ya entre personas, ya entre grupos. «Bienaventurados los pacíficos, porque serán llamados hijos de Dios», dice Jesús (Mt 5, 9). Y con esa palabra suya no se refiere solo a las personas que viven en paz, sino sobre todo a quienes la *hacen*: pacíficos son literalmente los *hacedores de paz*, quienes ponen paz allí donde no la hay, los apaciguadores, los que son como un bálsamo que suaviza los conflictos, los que median entre las partes opuestas y producen acuerdos.

La paz entre marido y mujer, la paz entre padres e hijos, la paz en el seno familiar es un bien tan formidable como arduo. Todos los miembros de la familia están llamados a *hacer* la paz. Ese clima de afecto y serenidad se funda en la forma básica del amor mutuo, que es la comprensión. Más allá de la diferencia de roles, de edades y de temperamentos, cada miembro de la familia necesita entrar en el *alter ego*, en el "otro yo" de los demás. Cuando ese clima de comunión existe, es más fácil perdonar. Siempre habrá algo que perdonar, y también algo por lo que pedir perdón.

A veces una persona espera la iniciativa de la otra para amigarse de nuevo —hermano con hermano, marido con mujer, amigo con amigo—, en un absurdo círculo vicioso. ¿Quién debe comenzar? ¡Uno, siempre uno mismo!

Marido y mujer necesitan conversar lo suficiente, ojalá cada día, y otro tanto ocurre entre padres e hijos, incluso entre hermanos. Puede haber silencios nocivos dentro de la familia, o por último simples desencuentros de horarios, de intereses, de caracteres. Todos ellos se superan con el maravilloso esfuerzo de hacer la vida grata y amable a los demás; con la ayuda mutua, con la *cortesía* familiar —sí, cortesía—, y con una justa división del trabajo doméstico, sobre todo en el caso de los varones, que suelen ser más reacios al respecto; y para colmo de bien, con el indispensable toque de *ternura*, la femenina y la varonil.

Si este cuadro parece irreal de puro ideal, es al menos la meta de la convivencia familiar. T. S. Eliot escribió a su mujer una dedicatoria que presenta a ambos como dos seres

que piensan los mismos pensamientos sin necesidad de lenguaje alguno
y balbucean el mismo lenguaje sin necesidad de significado.

Esa comunión fue realísima en la sagrada Familia de Nazaret, a la cual se encomiendan las familias cristianas. Y en otro orden de cosas, participaron de ese clima la familia de Zacarías, Isabel y Juan Bautista, la de Lázaro, Marta y María en Betania (Jn 11, 1-2), la de Aquila y Priscila (Hch 18, 2-3) y la de Eunice y Timoteo (2 Tim 1, 5), por mencionar solo las que aparecen en el Nuevo Testamento. Y como siempre resulta difícil estar a la altura de esos hogares, no hay mejor espíritu de sacrificio, mejor *mortificación* que el esfuerzo cotidiano de alcanzar esas metas. F. L. Bernárdez describió así la primera fase del amor conyugal, el enamoramiento:

Estar enamorado, amigos, es descubrir dónde se juntan cuerpo
y alma.
Es ver el mar desde la torre donde ha quedado prisionera
nuestra infancia.
Es ir leyendo lo que escriben en el espacio las primeras
golondrinas.
Es ver la estrella de la tarde por la ventana de una casa
campesina.
Es empezar a decir siempre *y en adelante no volver a decir* nunca.

A medida que este amor conyugal de los comienzos va
perdiendo su primera fuerza emocional y pasional —proceso del todo natural—, está llamado a convertirse en una
relación más madura y más profunda, pero no menos in-
tensa: en una conducta moral reflexiva y cultivada, hecha
de entrega, sacrificio, donación, olvido de sí, comprensión, misericordia, paciencia, renuncia, mansedumbre...
Ese proceso significa más amor, y no menos. Los conflictos se producen en el matrimonio cuando esta transformación psicológica y moral del amor es deficiente.

La *vocación* conyugal consiste en este amarse con menos
egoísmo y espíritu posesivo, y con más amor desinteresado, más amistad, más compenetración, más adversidades
compartidas, más conversación: en definitiva, con más
amor propiamente dicho. Y todavía, a propósito de la natural diferencia de caracteres de la pareja, recordaremos
estos versos de Wislawa Symborska:

Verás que la paz se fragua
aunque seamos tan distintos
como son dos gotas de agua.

El cuadro de parejas jóvenes que se tratan con afecto y estima es siempre positivo. Pero es mucho más conmovedor el espectáculo de esos cónyuges entrados en años, que tal vez caminan apoyados el uno en el otro, y que conservan en su relación esas ternuras y delicadezas y cortesías de su juventud, porque su amor no ha dejado de madurar con el paso del tiempo, y no ha caído en el *acostumbramiento.*

Sacrificarse por amor al prójimo: la posibilidad de "ofrecer" al Señor por otras personas las contrariedades propias, es una ayuda eficaz que les prestamos en la Comunión de los santos, al mismo tiempo que nos ayuda a llevarlas con alegría. ¿Qué significa ofrecer *por...*? Es convertir algo que nos cuesta en una ofrenda al Padre, unida a la Pasión del Hijo, por el bien específico de ciertos destinatarios. Esos ofrecimientos son una oración de petición por determinadas personas, causas, necesidades, que solemos llamar "intenciones". Así en primer lugar aquellas de la santa Misa, pero también las de nuestros vencimientos, por pequeños que sean en su gran mayoría.

La eficacia de la oración de petición es siempre mayor cuando la acompañamos con el sacrificio, en este caso con la ofrenda de una mortificación. Para quien la practica es un estímulo importante el poder dirigirla al alivio de una necesidad ajena, al favor divino que precisa otra persona, sea este un bien de salud, la solución de un problema que la aqueja, una aspiración no satisfecha, una gracia especial para su alma… Es un estímulo grande sufrir algo por un motivo de amor al prójimo. En nuestra primera infancia, cuando no queríamos comer algo que no nos gustaba, ¿no nos decían acaso: esta cucharadita *por* tu mamá, esta otra *por* tu amigo enfermo…? En ese *por* está el "ofrecer".

Los sufrimientos de otras personas, sobre todo de las más queridas, pueden ser más difíciles de llevar que los de uno mismo. Y constituyen, por eso, una ocasión privilegiada para padecerlos en unión con Cristo crucificado, porque esos sufrimientos ajenos y propios no son comparables con los dolores de la humanidad entera, que él tomó sobre sí: «Él cargó con nuestros dolores, él fue traspasado por nuestras iniquidades» (Is 53, 4-5).

Nosotros seguimos sus pasos cuando, por obra de la compasión, hacemos propias las tribulaciones de nuestros prójimos. Eso hacía san Pablo cuando sufría «el desvelo por todas las iglesias. ¿Quién desfallece que yo no desfallezca? ¿Quién tiene un tropiezo que yo no me abrase de dolor?» (2 Cor 11, 28-29). Y su recomendación era «alegrarse con los que se alegran, llorar con los que lloran» (Rm 12, 15).

Esos son, por excelencia, los sentimientos de los padres cuando siguen las vicisitudes de los hijos. Grandes suelen ser los desvelos, las preocupaciones y los sacrificios de su crianza y educación. Traerlos al mundo es, por eso, un acto de fe en la vida y en la Providencia de Dios, frente a los muchos factores que —hoy más que nunca— pueden disuadirlos de hacerlo: factores económicos y laborales y habitacionales, pero a veces también egoísmo, poltronería y pusilanimidad, cuando no hedonismo.

Sin embargo, pocas cosas hay en la vida tan maravillosas como la dicha de la maternidad y la paternidad, mil veces bendecidas por la generosidad de Dios: *pro-crear*, crear *con* el poder creador divino. Es la voz de la naturaleza la que habla en estos versos de Gabriela Mistral:

¡Un hijo, un hijo, un hijo! Yo quise un hijo tuyo
y mío, allá en los días del éxtasis ardiente, (…)
un hijo con los ojos de Cristo engrandecidos, (…)
el río de mi vida bajando a él, fecundo (…)
y un llanto de humildad regando mis mejillas!

Los padres sufren una de sus penas más grandes cuando un hijo o una hija se descarría moral o espiritualmente, y no da señas de retorno. Es frecuente en esos casos echarse a sí mismo una culpa que no se tiene, y multiplicar en vano el sufrimiento. Tenemos una parábola entera del Señor, y una de las principales, para no perder la esperanza, y para rezar sin descanso al Padre celestial por el regreso de la hija o del hijo pródigo (Lc 15, 18-20), y por esa gran fiesta de la contrición, que celebran también los mismos ángeles del cielo (15, 10).

Pero adelantarse a los posibles problemas y sufrimientos de los hijos por obra de la *sobreprotección*, y sobre todo educarlos bajo esa cubierta defensiva, es una política contraproducente, porque reduce sus reservas morales y espirituales, los ablanda y acobarda, los saca de la realidad, los malcría para enfrentar el elemento de lucha, de conflicto y de dolor que forma parte de la vida. Al protegerlos en exceso, se los desprotege para cuando les llega la hora de vivir en la intemperie del mundo.

En sentido inverso, pocos sufrimientos tan grandes habrá para los hijos como el divorcio de sus padres. Cuando se habla del misterio del dolor de los inocentes, se piensa más bien en los niños enfermos, minusválidos, accidentados, golpeados, etc., y a menudo se pasa por alto el sufrimiento mencionado, tal vez a causa del permisivismo del divorcio en la sociedad actual. Pero el desgarro que produce la ruptura del padre y la madre en el corazón de esas criaturas es incomparable, y debe proclamárselo con honestidad como el peor de los males del divorcio. Rimbaud ve así el dolor de los niños:

Ahora los pequeños tristemente dormitan;
se diría al mirarlos que en sus sueños se agitan,
tan hinchados están sus ojos, tan movido
es su aliento: es que tienen el corazón herido.

Un fiel cristiano y un verdadero patriota saben bien lo que es sufrir por las penurias de su país y de su Iglesia. Al formarnos un juicio objetivo sobre esas situaciones y sobre sus protagonistas públicos, evitaremos las descalificaciones personales, porque no conocemos el interior de las conciencias, que solo Dios conoce (St 4, 12), y quizá ni siquiera conocemos la superficie de su biografía. Es malquerencia, o cuando menos ligereza, vilipendiar a personajes públicos de tendencia contraria a la propia, cuando aparecen en las pantallas o en la prensa escrita, o cuando se habla de ellos.

Ante los males colectivos participaremos, en cambio, de los sufrimientos de Cristo por su pueblo amadísimo: por esas multitudes que él compadecía al verlas «abatidas como ovejas sin pastor» (Mt 9, 36), y por esos pastores —sacerdotes y fariseos— que aprisionaban a las almas en una religión anquilosada (Mt 26, 13-36). Y por esa ciudad, Jerusalén, cuya infidelidad y cuya futura destrucción le arrancaron a Jesús lágrimas de dolor (Lc 19, 41).

C. P. Rossi escribió un verso que ha dado para múltiples desarrollos: «Tengo un dolor aquí, del lado de la patria». Y algo parecido ocurre con el verso de Leopoldo Marechal: «La patria es un dolor que aún no tiene bautismo». Ante la derrota de su país, Heinrich Heine escribió, al volver de la guerra, en un tono entre dolido e irónico:

Llegué a casa y dormí
como si ángeles me hubieran acunado.
Se descansa tan bien en las camas de mi país.
La tierra es de extranjeros, y también el mar.
Pero en el reino aéreo de los sueños
poseemos el dominio indiscutible.
Allí ejercemos nuestra hegemonía,
allí somos invencibles,
mientras que los demás pueblos han crecido
tan solo a ras de tierra.

No muy distinto es el lamento de Rimbaud ante un París devastado:

¡Oh ciudad dolorosa, oh ciudad casi muerta,
con tu rostro y tus pechos de cara al Porvenir,
ofrecida a la noche de mil puertas vacías,
y que un Pasado horrible podría bendecir!

La guerra, el combate armado de naciones contra naciones, de seres humanos contra seres humanos, trae a la humanidad tal cúmulo de víctimas, de horrores y desgracias, que la paz del mundo debería ser una súplica permanente de nuestra oración. Y tanto más debe serlo en la actualidad, cuando la sofisticación de las tecnologías bélicas ha aumentado en forma exponencial su poder de destrucción a escala mundial. Con solo pulsar un botón o una tecla se puede borrar de la faz de la tierra un sinnúmero de vidas humanas. Con estas palabras se lamenta Ezra Pound de la Gran guerra:

Murieron a millares,
Los mejores murieron
Por una vieja ramera desdentada,
Por una civilización llena de remiendos.

Y también, una vez pasada la contienda, escribe Wislawa Szymborska:

Después de cada guerra
alguien tiene que hacer la limpieza.
Alguien tiene que apartar los escombros
para que puedan pasar
los carros que van llenos de cadáveres.

¿Qué puede hacer uno en su impotencia? A lo largo de los siglos, el rezo del rosario se ha revelado como un arma poderosa para la pacificación de grandes contiendas. A esa súplica debemos añadir, aunque solo parezca un grano de arena, un esfuerzo personal: el de alcanzar la bienaventuranza de Jesús: «Bienaventurados los pacíficos, porque ellos serán llamados hijos de Dios» (Mt 5, 9). Como ya indicamos, en esta sentencia son pacíficos los que *hacen* la paz. Si en nuestro propio medio somos esas personas que la hacen, que pacifican los conflictos, que aplacan los rencores, tal vez en la Comunión de los santos el Señor querrá oír nuestras súplicas, y resolver los grandes antagonismos que de continuo afectan a la humanidad.

"Llorar con los que lloran…" Consolar al que sufre es una excelente obra de misericordia. Pero a veces no sabemos cómo hacerla, porque nos sentimos desconcertados o intrusos ante el dolor ajeno. Por lo menos cuidaremos de no hacerlo de manera impropia. No se consuela lanzando al afligido principios generales que quizá no comparte, o no al menos en ese momento, o que, incluso si los comparte, puede sentirlos como ajenos. No se consuela pronunciando frases hechas o lugares comunes que suenan insinceros.

El primer consuelo verdadero consiste en comprender —como si fuera propio— el sufrimiento ajeno. Se lo comprende, se lo comparte, y se lo expresa con el lenguaje exterior que sea, verbal o gestual o corporal. Un fuerte apretón de manos o un abrazo sincero y cálido pueden ser más consoladores, si es el caso, que muchas frases de ocasión, incluso —y quizá más todavía— si son fórmulas pías. Cuando las condiciones de amistad y de entendimiento están dadas, por supuesto, y cuando es propicia la circunstancia, se impone la referencia al Señor de la vida y de la muerte, pero no cuando es un recurso retórico.

Lo que consuela siempre, en todo caso, son los gestos de cariño, los ademanes palpables de sentimiento, las discretas señales de que se sufre con el sufrimiento ajeno, quizá la conversación que distrae y, si es posible, la que mueve al desahogo, y que tanto ayuda a procesar el duelo. Ser un gran oído para escuchar las penas de otros —callar, oír y prestarles una *gran oreja*— es todo un servicio de misericordia. A veces, cuando terminó de hablar y de quejarse, la persona que se desahogaba nos dice lo mucho que agradece nuestras palabras, cuando en realidad no

hubo tales palabras: no dijimos casi nada, solo escucha-
mos, pero nuestro silencio atento fue para esa persona la
"conversación" más consoladora.

2. Con misericordia y humildad

Además del consuelo de los afligidos, hay una multitud de
esas que llamamos obras de misericordia. Las clásicas de tipo
corporal están tomadas de la gran parábola del juicio final
(Mt 25, 31-46), donde Jesús hace depender la salvación eterna del hecho de haberlas ejercitado o no con el prójimo que
las necesitaba: el hambriento, el sediento, el peregrino, el
desnudo, el enfermo, el encarcelado, condiciones de dolor e
indigencia que todos estamos llamados a resolver, o a aliviar
en la medida de nuestras posibilidades, pero con generosidad y espíritu de sacrificio.

A la hora del juicio de Dios se nos pedirá cuenta de
esas obras, ayudas, iniciativas... o de su omisión a causa
de la indiferencia por el sufrimiento ajeno.

Y no deben olvidarse las obras espirituales de misericordia, que a veces pasan más inadvertidas porque son
menos evidentes y más sutiles, y porque la discreción y
la modestia las esconden. Suelen enumerarse entre ellas,
que son variadísimas, enseñar al que no sabe, corregir y
encaminar al que yerra, aconsejar bien a quien lo necesita, perdonar ofensas o agravios, consolar al afligido como
ya dijimos, animar al triste, tolerar los defectos ajenos,
orar por cuantos lo necesiten...

Se entiende que la evangelización de la fe y el apos-
tolado son formas privilegiadas de esta misericordia y

del amor al prójimo, porque miran directamente al bien máximo de su salvación.

En todos estos casos un cristiano actuará con humildad y naturalidad, sin sentirse nunca superior al que recibe su ayuda, porque lo humillaría. Y tratará de ver en él, con los ojos de la fe, a Cristo mismo. Es él quien afirma: «En verdad os digo que cuanto hicisteis a uno de estos mis hermanos más pequeños, a mí me lo hicisteis» (Mt 25, 40). Fedor Dikaioslav ve esa identidad de esta manera:

> *¡Y quién lo hubiera dicho!*
> *Era Cristo en persona ese mendigo*
> *maloliente, babeante y medio loco*
> *al que dimos un poco de comer.*
> *Era el Verbo encarnado, sí señor.*
> *En medio de esa oscura pelambrera*
> *nos miraban sus ojos de cordero*
> *degollado en la cruz.*

También es Cristo mismo aquel que las circunstancias sociales sitúan como nuestro adversario. El mundo actual es lo bastante conflictivo, como para que la actuación de ciertos personajes públicos hiera nuestros sentimientos morales o religiosos, o bien choque con nuestras ideas políticas, sociales o civiles. De allí la tentación de los exabruptos, de los comentarios descalificatorios o de los insultos, por parte de personas que intentan evitar la maledicencia pero que, en materia política, parecen salirse de sus casillas. Pero si Jesús nos pide amar a los *enemigos*, tanto más debemos respetar y comprender a nuestros meros *adversarios*. «Con el juicio con que juzguéis seréis juzgados» (Mt 7, 2).

La muerte de una persona amada puede ser una de las penas más grandes de la vida. Frente a ella recordaremos que, más allá de las circunstancias del deceso, este no es nunca un azar o una fatalidad que se haya escapado de las manos de la Providencia. Y que orar junto a los restos mortales del ser amado es, además de un deber, una ocasión privilegiada para hacer la más profunda experiencia de la muerte propia, quizá la única situación que a los vivos nos es dada de asomarnos a *nuestra* muerte sin haber muerto nosotros mismos.

Allí morimos un poco —o un mucho— por obra de ese amor comunicante. Este vínculo nos hace sentir que un día será uno mismo —¡seré yo!— quien yazga en el ataúd, y por quien recen deudos y amigos junto a *nuestros* restos mortales.

Conocí de modo indirecto el caso de una mujer joven, casada hacía no mucho y muy enamorada de su marido, a quien le anunciaron que este había tenido un grave accidente de carretera. Acudió volando al lugar, y encontró a su marido ya muerto sobre el pavimento. Entonces lo abrazó y lo besó, y luego susurró con gran serenidad aquellas palabras de Job: El Señor me lo dio, el Señor me lo quitó, bendito sea el nombre del Señor.

Hace falta una inmensa fe, y una fortaleza no menos inmensa, para reaccionar de esa manera ante la muerte de una persona amadísima en plena juventud.

Por lo general esas experiencias de sufrimiento extremo son capaces de dejar el alma en blanco, y de enfrentarla a un terrible vacío. Son situaciones que podrían llamarse así: "un choque con la nada". Es el caso de la mujer embarazada de varios meses que sufre una pérdida gestacional: que pierde de súbito el fruto de sus entrañas. Todo su ser, alma y cuerpo, desde la última célula hasta la cumbre más alta del espíritu, toda su energía se encaminaba al nacimiento de la criatura, y de pronto... De pronto ¿qué? De pronto solo está la nada, solo se tiene delante el vacío, la ausencia de futuro y de horizonte vital: en vez del hijo, la nada. Por contraste, Kelly Jayne hace hablar consoladoramente al que no nació:

> *Estoy en casa, madre,*
> *bailando entre las estrellas.*
> *Siento a lo lejos el latir de tu corazón.*
> *Recuerdo cómo bailaba yo al ritmo de esos latidos.*
> *Ahora haz que tus ojos sean los míos*
> *y míralo todo como por primera vez:*
> *así podré vivir a través de los ojos tuyos.*

De la muerte del cónyuge acabamos de decir algo. Cuando el amor ha sido grande, cuando el proyecto de vida común ha sido fuertemente compartido, cuando miles de lazos los unían, esa pérdida puede ser también como un estrellarse contra la nada, como una suspensión en el vacío. O bien, en otro plano, cuando un personaje exitoso ha ocupado durante largo tiempo un cargo de altura, y se ha identificado con él, y lo ha sentido como vitalicio, hasta el punto de no poder imaginarse a sí mismo fuera de él, y de repente es derribado de su sitial sin previo aviso, también es posible que experimente el choque con la nada, y que le tome un extenso periodo el volver a poner los pies en tierra y proyectarse en el futuro. Casos se han visto.

¿Qué momento de la vida de Cristo será el más adecuado para identificarse entonces con él, y para insertarse de nuevo en la realidad? Supongo que aquel clamor final del crucificado: «Dios mío, Dios mío, ¿por qué me has desamparado?» (Mc 15, 34). Ningún ser humano podrá jamás entrar en esa tiniebla del Gólgota, pero al menos una fe viva puede lograr una aproximación, y con ella el consuelo que la madre embarazada, que el cónyuge viudo, que el personaje caído pueden recibir de la desolación del Hijo de Dios crucificado, y… de su madre al pie de la cruz.

Pocos dolores son comparables al de la madre que ve a su hijo agonizar, sufrir, morir. Pero ninguno de ellos es comparable al de la Virgen María, que al pie de la cruz contempla a Jesús clavado en el patíbulo, en los últimos momentos de su agonía. Para la madre que esté en ese trance, tal vez no haya consuelo mayor que ampararse en el corazón desgarrado pero sereno de la madre de Cristo, que es toda ella refugio, acogida, consolación y acompañamiento. Citaré todavía otras dos estrofas del himno *Stabat mater*:

¿Quién no se entristecería
contemplando a aquella madre
que por su hijo se dolía?

Haz que me hieran sus llagas,
haz que con la cruz me embriague
y con la sangre de tu hijo.

Se pierde al marido o a la mujer, se pierde a un hijo, se pierde una mano, se pierde una pierna, se pierde la vista o el oído, se pierde la casa, se pierde el campo, se pierde la patria, se pierde la honra: bienaventurado el santo que, arrasada el alma por la desgracia, repite entonces las palabras del santo Job: «El Señor me lo dio, el Señor me lo quitó, bendito sea el nombre del Señor» (1, 21). O bien sus palabras ulteriores, en el colmo de la desgracia: «Si aceptamos de Dios los bienes, ¿cómo no vamos a aceptar también los males?» (2, 10). Son personas así las que sostienen el mundo en la Comunión de los santos y al pie de la cruz de Cristo.

Llamamos pena de amor —*heart-ake* dice Shakespeare: dolor de corazón— a aquella pena que se sufre cuando no se es amado por la persona que se ama. Es un dolor grande, porque apunta derecho al corazón. Jesús, que tanto amó a su propio pueblo, y a quien tantos de su pueblo amaron con suma intensidad, debió sufrir en su Pasión el desamor o incluso el odio de las autoridades religiosas de Israel, y de aquella porción de su gente que, movida por esas autoridades, pidió su crucifixión. «Eran los suyos, y los suyos no le recibieron» (Jn 1, 11). En esa gran pena suya nos recogeremos si nos toca padecer alguna forma de ese mal de amor, que será bien poca cosa en relación con el suyo.

El que se resigna a soportar el desamor de los suyos, o incluso su incomprensión y sus maledicencias, pero solo porque no tiene alternativa, puede estar más cerca del estoicismo que de Cristo. Diríamos de él que se parece a Simón de Cirene cuando fue forzado a llevar una cruz que no era suya. En cambio, el que padece aquel desamor y esas hostilidades por causa del Señor, y con fe y amor las hace suyas, se parece al mismo Simón cuando más adelante,

207

según se supone, ya tocado por la mansedumbre de Jesús, se apropia del peso de la cruz y la lleva como suya.

Es muy doloroso ser odiado, y más cuando el odio es gratuito y sin causa. Es el momento de recordar dos palabras de Jesús. En primer lugar su mandato: «Amad a vuestros enemigos» (Mt 5, 44). Y también: «Haced bien a los que os odian, bendecid a los que os maldicen y rogad por los que os calumnian» (Lc 6, 27). Es este un mandamiento tan sumamente difícil, que muchos lo consideran un imposible y una utopía; pero quienes lo practican saben bien que es una fuente de profunda paz interior. Ha escrito Lope de Vega:

Dichoso aquel, mi Dios, que te ama a ti,
en ti al amigo con honesta fe
y al enemigo por amor a ti.

Destacan en este aspecto aquellos santos que mejor conocemos por su perdón profundo: Esteban, Pablo, Ignacio de Antioquía, Juan Crisóstomo, Wenceslao, Francisco de Asís, Pablo Miki, Teresa de Ávila, Juan de la Cruz, Felipe Neri, Pío de Pietrelcina, Josemaría Escrivá... Por una comprensible simetría, se cuentan ellos entre los más amados por quienes conocieron su misericordia heroica.

La segunda palabra de Jesús que viene al caso es una predicción entregada a sus discípulos: «Os odiarán a causa de mi nombre» (Mt 10, 22). Pero justamente a quienes padecieran ese aborrecimiento dedicó él la última y más extensa de las bienaventuranzas: «Bienaventurados cuando os injurien, os persigan y, mintiendo, digan contra vosotros todo tipo de mal por mi causa. Alegraos en aquel día y regocijaos, porque vuestra recompensa será grande en el cielo» (Mt 5, 11-12).

Esa bienaventuranza nos recuerda las calumnias que muchos santos padecieron por la causa de Jesús. Cuando santa Teresa de Ávila viajaba de ciudad en ciudad con un grupo de hijas suyas, a una nueva fundación del Carmelo reformado, corrían por España las calumnias que la acusaban de fémina inquieta y andariega los unos, y otros de… ¡trata de blancas! Y ella no se inmutaba, quitando toda importancia al asunto. En cierta ocasión viajó de Pastrana a Toledo, obligada por la princesa de Éboli a hacerlo en su carruaje, que era principesco. Al bajar frente al convento, un sacerdote la increpó y la insultó por viajar con tanta pompa. Estaba loco, pero Teresa no lo sabía, y le contestó con gratitud: Vos sois el único que se atreve a decirme mis yerros.

San Juan María Vianney, el santo cura de Ars, confesaba en su aldea de doce a dieciséis horas diarias, y lo hacía con tal clarividencia y discernimiento, que desde toda Francia acudían a su confesionario. Pero su fama despertó envidia en más de algún sacerdote de las aldeas vecinas. Uno de ellos le escribió para decirle que, cuando se sabía tan poca teología como él (los estudios no habían sido el fuerte de Juan María), no debía sentarse a confesar.

La reacción del cura de Ars podría parecer un chiste o incluso una ironía a quien no conociera su increíble humildad: le contestó con serio y efusivo agradecimiento porque, le dijo, solo él —el autor de la carta— lo había calado de veras en su incompetencia, y le pidió ayuda ante el obispo para ser exonerado del cargo de párroco a causa de su efectiva ignorancia. Al recibir estas insólitas líneas, el cura vecino, emocionado y avergonzado, corrió a echarse a sus pies, y se convirtió desde entonces en un incondicional suyo. Por supuesto, ninguna reacción de este tipo superará jamás la humildad de Jesús ante la humillación. Nos lo recuerda el poeta:

Ah, qué dulce venganza sobre sus verdugos:
perdonarlos,
convertirlos,
llevárselos al paraíso
y enjugar toda lágrima de sus ojos por la eternidad.

John Henry Newman, ministro de la confesión anglicana, tras un largo proceso de reflexión histórica y teológica ingresó en la Iglesia Católica romana. Conoció entonces la áspera crítica de muchos de sus antiguos correligionarios. Una vez en Roma, recibió el orden sacerdotal y, por la alta consideración de la que gozaba, fue investido como cardenal —¡el cardenal Newman!—; pero no por eso dejó de sufrir la incomprensión y el recelo de muchos católicos, sobre todo eclesiásticos de la península, porque su modo de ser inglés y su estilo de predicación les causaban extrañeza y aun sospecha. Pero san John Henry llevó con admirable silencio y mansedumbre las desavenencias y críticas de uno y otro lado del canal de la Mancha.

En la segunda década de la fundación del Opus Dei, cuando llovían las incomprensiones y las calumnias sobre san Josemaría, se arrodilló él un día ante el Santísimo y le dirigió esta pregunta que era, en realidad, toda una ofrenda: «Señor, si tú no necesitas mi honra, ¿yo para qué la quiero?». Pocas expresiones tan profundas habrá de la abdicación del propio yo, del prestigio, de la reputación. Estas palabras han ayudado a no pocas personas a soportar mejor algún penoso agravio, deshonra o humillación.

Pondremos el mayor cuidado en no burlarnos de nadie, así como a nosotros tampoco nos gusta hacer el ridículo ni ser objeto de burlas e ironías. Pero cuando nos toque recibirlas, tendremos presente que la Pasión del Señor fue acompañada de punta a cabo por mofas y sarcasmos, de parte de judíos y romanos y de sus autoridades, y que él las sobrellevó mansamente, como había adelantado Isaías: «Fue maltratado y se dejó humillar, y no abrió su boca, como cordero llevado al matadero, y como oveja muda ante sus trasquiladores» (53, 7).

Odiar es un mal terrible pero, así y todo, es consenso casi general que en el mismo orden de cosas hay algo peor que ser odiado: resultar indiferente. Todavía ser odiado es ser *alguien* para otro, es *ser algo* —quizá ser mucho— a los ojos de quien odia. Ya Catulo en la antigüedad romana dio cuenta de ese fenómeno del odio-amor:

Odio y amo. Te preguntas quizá cómo lo hago.
No lo sé. Pero es así como lo siento, y me torturo.

En cambio, ser objeto de indiferencia es como no ser *nadie* para otra persona, es como ser hundido por ella en la inexistencia. Esa anulación de sí mismo duele más cuando se ama al indiferente, con el dolor de no ser correspondido; y duele menos cuando se lo ama menos. En cualquier caso, saberse amadísimo por Dios es la gran fortaleza frente a los sentimientos negativos de quien sea. «Si Dios está con nosotros, ¿quién está en contra?» (Rm 8, 31).

Todos queremos presentar una buena apariencia física, decir cosas inteligentes, mostrarnos simpáticos y amables, ser atractivos: es una tendencia natural de la condición humana. Y todos defendemos nuestra dignidad y el derecho a la buena fama. Pero con frecuencia nos fijamos demasiado en aquello que a nuestro parecer pueda realzar o empequeñecer nuestra propia imagen. Nos inquieta el *qué dirán*, la opinión ajena: si piensan y hablan bien o mal, mejor o peor de nosotros; si nos valoran; si en tal o cual ocasión hemos *quedado* bien o mal ante los presentes; si nos tienen por más o menos inteligentes, cultos o simpáticos; qué apariencia proyectamos ante *el respetable público*, etc.

En un grado mínimo, esta preocupación es razonable, y como reacción involuntaria nos acompañará quizá durante toda la vida. Pero si no la dominamos, se convierte en una verdadera esclavitud, en una continua dependencia de la opinión ajena, que puede alterar nuestra conducta y llevarnos a hacer, no lo que debemos y queremos, sino lo que más agrada a la *galería*, por llamarla así. Este yugo hace sufrir, pero con uno de esos sufrimientos *imaginarios* que *no* son la cruz de Cristo, y que él no puede bendecir. Qué pensarán, qué dirán, qué les parecí, cómo quedé... Esa inquietud es parte de aquello que santa Teresa de Jesús llamaba punto de honra, el *negro* punto de honra, y lo calificaba de pestilencia en las almas entregadas a Dios.

Recuerdo el caso de un exitoso personaje de televisión, a quien todos reconocían su bondad y su rectitud moral, y que era seguido con agrado por multitudes. Al cabo de los años se retiró del escenario público, y confesaba entonces con toda sinceridad que le había costado varios meses de esfuerzo moral volver a ser *él mismo*: dejar de ser *su imagen* en la pantalla, salir de ese *falso yo*, desprenderse de ese rostro público que llevaba a todas partes, con el que se había identificado, y que en cierto modo lo sustituía, como una máscara pegada a su rostro. Y que una vez concluido el proceso de recuperar su identidad personal fuera de las cámaras, había sentido gran alivio y una nueva sensación de libertad. Volvía a ser *él mismo*.

No tendrá el problema de la propia imagen el que quiera agradar *al Señor* sobre todas las cosas, porque así el agradar a los demás se reducirá a su medida justa y secundaria, y nunca será el móvil último de nuestras acciones. Un lema que hizo suyo san Josemaría rezaba así: "Ocultarse y desaparecer", lo que consiguió siempre a pesar de su visibilidad pública. Una meta de ese tipo es la que recomienda la anónima *Epístola moral a Fabio*:

> *Una mediana vida yo posea,*
> *un estilo común y moderado*
> *que no le note nadie que le vea.*

Cuando se logra un éxito, grande o pequeño, ¡cómo tiende a saltar el *ego*, cómo se complace en sí mismo! Y al revés, cuando queda a la vista una falta propia, ¡cómo se abochorna! Es cierto que se trata de actos reflejos, de reacciones en gran parte involuntarias, y que por eso mismo importan poco. Pero al cabo de unos momentos, ya puede y debe intervenir la voluntad para apagar ese disgusto o esa complacencia, y para convertir la vanagloria en gloria de Dios. Además, aquellas reacciones espontáneas pueden ayudar al conocimiento propio y a la humildad, al mostrarnos cuán sensible es nuestro *ego* al halago o al deshonor.

Pero los demás no son espejos en cuyos ojos miremos nuestra propia imagen. Son nuestro prójimo, observado y no observador, que debe ser amado por sí mismo. El pequeño Narciso, que se ocupa no tanto de ellos como de la impresión que deja en ellos, tendrá menos capacidad de amarlos como su *otro yo*. Todos nos amamos a nosotros mismos con un amor recto, y de allí el mandamiento de «amar al prójimo *como a sí mismo*» (Mc 12, 33). Pero cuando ese amor propio se desordena y se convierte en orgullo y vanidad, entorpece el amar al otro con amor de donación (*ágape*). Escribe Antonio Machado:

Ese tu Narciso
ya no se mira en el espejo
porque es el espejo mismo.

El vocero del Vaticano entró un día a una reunión de trabajo con san Juan Pablo II, y le entregó el último número de la revista *Time,* que llevaba el rostro del Papa en la portada, y que lo nombraba "el hombre del año". El Papa apenas lo miró, y se apresuró a poner la revista boca abajo en la mesa, para comenzar de inmediato la reunión. Cuando esta hubo terminado, el portavoz le preguntó si aquel gesto significaba que el título y la portada le habían disgustado, y el Pontífice se limitó a contestar: «Tal vez me gustaron demasiado». Con esta humildad y sencillez cuidaba un gran personaje de no caer en la menor complacencia consigo mismo.

214

El mejor ejemplo contrario está en los Evangelios. De los escribas y fariseos dice Jesús que «hacen todas sus obras para ser vistos por los hombres», y en cambio «abandonan lo más importante de la ley: la justicia, la misericordia y la fidelidad» (Mt 23, 5. 23). En los doce apóstoles encontramos una figura muy distinta: con la mayor frecuencia sufrieron amenazas, calumnias, persecuciones y castigos —cárcel, azotes, espada— por anunciar a Cristo (Hch 8, 1; 9, 23; 12, 1-3; 18, 12). Y por su fe y su amor a Cristo y a las almas, casi todos ellos padecieron muerte de martirio.

El que quiera engrandecerse a sus propios ojos, y ser considerado grande por los demás, nunca estará bastante satisfecho, porque la soberbia tiene algo de insaciable. No daré ejemplos de personajes de esa especie —los hay muchos— pero nombraré, en cambio, a algunos grandes de la historia que fueron modestos de espíritu, como san Francisco de Asís, san Luis rey de Francia, el Giotto, Copérnico, Isabel la Católica, Bach, Velázquez, el cura de Ars, Gaudí, Selma Lagerlöf, Einstein, Flannery O'Connor, san Juan Pablo II… De más está decir que nadie fue tan grande y tan humilde como la Virgen María, que en el *Magnificat* describió así la razón de su bienaventuranza: «Porque el Señor miró la pequeñez de su esclava» (Lc 1, 48).

Humildad y caridad van siempre juntas. «Nadie tiene amor más grande que el de dar uno la vida por sus amigos», dijo Jesús (Jn 15, 13). En el campo de concentración de Auschwitz un presidiario, viudo y con hijos pequeños, fue condenado a muerte por sorteo dentro de su grupo. Entonces se levantó otro presidiario, san Maximiliano

Kolbe, sacerdote, y argumentando que él no dejaba atrás una familia, pidió ser canjeado por el primero. Los oficiales nazis aceptaron el canje, y corrió él la suerte del condenado: morir de hambre y sed en una mazmorra. Y como tardaba mucho en morir de inanición, terminaron por envenenarlo. En el lugar del suceso, arde hasta el día de hoy un cirio pascual rodeado de flores, por devoción a quien dio su vida por un desconocido.

Conviene no olvidar, por otra parte, que se puede ser mártir sin morir. ¿Cómo? Llevando toda una vida de penitencia, recatada pero al mismo tiempo expresiva —quizá ante pocos circunstantes— como testimonio de fe y amor a Cristo. Porque el martirio cruento no se busca, sino que responde a una circunstancia externa; pero el martirio incruento es dar la vida por Cristo día a día y año tras año, hasta morir quizá —como leemos en *Camino*— «inadvertido en una buena cama, como un burgués... pero de mal de Amor» (743). Con la gracia de Dios, son esa vida y esa muerte las que están a nuestro alcance, y en ellas se cumple mejor aquella oscuridad que dice Unamuno:

> *Deja en la niebla hundido tu futuro,*
> *vete tranquilo a dar tu último paso,*
> *que cuanto menos luz, vas más seguro.*

El valor del sufrimiento como expiación por los pecados, en unión con la Pasión de Cristo, queda de manifiesto en las palabras que la Virgen María dirige a los pastorcillos de Fátima: «¿Queréis ofrecer a Dios sacrificios, y aceptar todos los sufrimientos que Él os envíe, en reparación por los tan numerosos pecados que lo ofenden? ¿Queréis sufrir para obtener la conversión de los pecadores?». Los tres aceptaron, y de hecho sufrieron no poco por la intención que la Virgen les proponía, intención que sigue vigente para nosotros hoy más que nunca.

3. Tristeza, miedo, autocompasión

Hay formas negativas de sufrir, que no son materia de redención ni de mayores bienes. Nos detendremos en tres casos cualificados: la tristeza, el temor y la compasión de sí mismo.

Venimos hablando del sufrimiento en cualquiera de sus formas, sin hacer mayores distinciones entre dolor, tribulación, pena, contrariedad, etc. Pero la tristeza es un sentimiento que no pertenece en absoluto a esa familia, aunque a veces pueda tener con ella algún parecido externo; más bien es una afección de signo opuesto. Hay mucha gente que sufre pero no está triste. La tristeza, causada en general por una adversidad, es un decaimiento del ánimo acompañado de pesimismo, un dejarse ir hacia abajo, un hundirse el espíritu hacia el fondo oscuro y borroso del alma, y una pérdida de la energía vital.

Ese estado procede de una incorrecta asimilación del motivo doloroso, y constituye el *fracaso* de aquellas capacidades morales que nos permiten sobreponernos a la adversidad. Es, pues, todo lo contrario del sufrimiento bien llevado. En definitiva, aunque no se la llame pecado ni vicio, la tristeza es un mal, hace mal y puede conducir al mal, y debe ser evitada —superada— a toda costa. Es ella, y no el dolor, lo que se opone a la alegría. Ella crea, por lo demás, un obstáculo en las relaciones con el prójimo.

Aristóteles afirma que un solo día de trato con una persona triste es insoportable; un cristiano no dirá lo mismo, pero ese solo día pondrá a prueba su paciencia. Escribe G. M. Hopkins:

Nada peor que estar triste.
La mente tiene montes y acantilados
de caída pavorosa y abismal.
Apóyate, mísero, en este consuelo:
que la vida se acaba con la muerte
y cada día muere con el sueño.

No es este un gran consuelo, pero la tristeza no puede aspirar a más. Desde el punto de vista psicológico, la tristeza como sentimiento o estado de ánimo puede ser semejante a la depresión, pero es muy diferente de ella, porque la depresión es un deterioro involuntario de la salud psicosomática, mientras que en la tristeza se cae, no por falta de salud sino de virtud: de fortaleza y paciencia, de fe y esperanza y dominio de sí mismo.

Un fiel cristiano tiene todos los medios para enfrentarla y superarla, sobre todo la oración, siguiendo el consejo del apóstol Santiago: «¿Está triste alguno de vosotros? Que ore» (5, 13). El salmista se pregunta: «¿Por qué te entristeces, alma mía, por qué te turbas? Espera en Dios, tu salvador» (42, 6). Y junto con la oración, hay medios naturales que también ayudan a esta superación: el descanso, el sueño, la entretención, una lectura amena, la música, el ejercicio físico, ¡los baños, anota santo Tomás de Aquino!, el desahogo de una buena conversación…

En cuanto a la depresión, que es un doloroso problema de salud, un cristiano que la padezca hará bien en considerar despacio —orando— la agonía de Jesús en el huerto, donde él quiso padecer por nuestra salvación sentimientos análogos: una ansiedad, una angustia, una zozobra, un hundimiento del ánimo (Mt 26, 37-38) de una intensidad incomparable. Por eso la persona deprimida bien puede orar así: Señor, tú quisiste pasar por donde mismo paso yo ahora, pero en un grado infinitamente más profundo, y al hacerlo santificaste ese estado: ayúdame a sobrellevarlo con tu consuelo, y con frutos de salvación y de vida eterna.

El miedo cabalga entre un sentimiento natural —inevitable— y un mal superable por la fe y la audacia. No sentirlo es inhumano; consentirlo sin combate no es cristiano. Se ha observado que a menudo el miedo es mayor que la causa que lo produce, como a ciertas horas la sombra es más grande que el objeto que la proyecta. Por eso el primer paso es medir esa causa en su justa dimensión, y ahuyentar su aureola más subjetiva, imaginaria o fantasmal.

Y todos los temores, vanos o no, deben enfrentarse con serenidad y coraje. Al hacerlo, nos crecemos sobre nosotros mismos en estatura moral y espiritual. No es valiente el que no tiene miedo, sino el que teniéndolo se sobrepone a él. Una novelista de peso respondió así, en una entrevista, a la pregunta sobre si era miedosa: «Soy una gallina valiente». Gallina —temerosa—, pero valiente a fuerza de coraje.

«No temáis» es la exhortación frecuente de Jesús (Mc 6, 50). A sus apóstoles dice ante un peligro efectivo: «¿Por qué tenéis miedo? ¿Es que todavía no tenéis fe?» (Mc 5, 40). Y san Juan: «El que tiene miedo, es que no ha llegado a la plenitud del amor» (1 4, 18). Como se ve, la superación del miedo está enraizada en las virtudes teologales. No tener miedo a nada ni a nadie ha sido la conducta habitual de los santos. Así nos exhorta Isaías al coraje (35, 3-4):

> *Fortaleced las manos débiles*
> *y consolidad las rodillas que tiemblan.*
> *Decid a los pusilánimes:*
> *¡Cobrad ánimo, no temáis!*
> *¡Aquí está vuestro Dios!*

No obstante, lo temible debe ser temido —y ojalá superado—, y nada es tan temible como el infierno, así como nada es tan deseable como el cielo. ¿Qué pensar entonces del famoso poema anónimo?:

> *No me mueve, mi Dios, para quererte,*
> *el cielo que me tienes prometido,*
> *ni me mueve el infierno tan temido*
> *para dejar por eso de ofenderte.*

Estos versos pueden ser útiles para quien considera el cielo como un lugar de delicia personal, y el infierno como un castigo penoso, es decir, como un par de motivos "interesados" —dolor y placer eternos— que ayudan a llevar una vida recta. Pero bien entendidos esos dos estados definitivos —ganar o perder a Dios para siempre: la visión de su rostro y la gloria de la resurrección, o una eterna destrucción, lejos de la faz de Dios y de la gloria de su poder—, entonces no cabe tal desinterés, sino un interés absoluto y apasionado, que coincide con un amor pleno al Señor: un amor *interesado* y movido por la *esperanza* teologal.

A su vez el temor al infierno es, o bien idéntico al amor a Dios —el temor filial de perder a quien se ama—, o bien un temor más servil —el de no sufrir tal castigo—; pero aun este último, tan imperfecto como se quiera, tiene cierto valor disuasivo del pecado, y sigue siendo un temor a lo objetivamente temible.

Volvamos a *los* temores: a los miedos de aquí abajo. En una de sus muchas fundaciones del Carmelo reformado, la de Salamanca, Teresa de Ávila debió pasar la primera noche —la de Todos los Santos, también llamada entonces la noche de las Ánimas— a solas con una de sus hijas, bastante miedosa, en el caserón que sería sede del convento, ocupado entonces por estudiantes (*okupas*) que bebían y alborotaban, y que al verse desplazados se molestaron mucho.

A la hora de dormirse, los recientes gritos de los muchachos asustaron a su compañera, que preguntó a la fundadora: «Madre, estoy pensando si ahora me muriese yo aquí, ¿qué haríades vos sola?». Y ella contestó: «Hermana, de que eso sea, pensaré lo que he de hacer; ahora déjeme dormir». Y se durmió de inmediato, en medio del doblar de las campanas y del disturbio de los estudiantes.

Al leer este pasaje de la vida de Teresa, recordé un episodio parecido en la vida de san Josemaría durante la guerra civil española. Huía él saltando de refugio en refugio por todo Madrid para salvar la vida. Los milicianos —anarquistas o comunistas— registraban casa por casa y piso por piso en busca de refugiados. Si lo encontraban a él, sacerdote, su muerte era segura. Cuando estaba oculto con otro miembro del Opus Dei, el doctor Juan Jiménez Vargas, en el departamento de una familia amiga, llegaron las temidas milicias. Corrieron entonces los dos y un tercero, desconocido para ellos, a esconderse en una buhardilla que hacía de carbonera.

Cuando los milicianos estaban a punto de encontrar su escondite, el sacerdote asumió el peligro de identificarse como tal ante el desconocido —que podría haberlos delatado para salvarse él mismo—, y con un susurro ofreció a los dos la absolución sacramental, que en efecto recibieron en la buhardilla. En seguida le preguntó Juan qué pasaría si los encontraban. San Josemaría respondió: Que nos vamos derecho al cielo. Entonces Juan se echó a dormir tranquilamente, mientras abajo continuaba el registro, y con él, el peligro de ser descubiertos. La compañía del santo, la fuerza del sacramento y la expectativa inmediata del cielo, infundieron en el médico una seguridad tal, como para echarse una siesta en el entretecho mientras estaban todavía en peligro mortal.

El miedo al sufrimiento, como actitud habitual en la vida, es él mismo un sufrimiento, y no pequeño. Lleva a vivir a la defensiva, como esperando el golpe, con el gesto moral de quien se pone el brazo sobre la cabeza para protegerse. Algunas personas hacen lo mismo después de acontecimientos felices, como preguntándose qué infortunio les caerá del cielo *en compensación*. Ese pensamiento es, por cierto, supersticioso, porque la Providencia no tiene por qué alternar una cosa con otra, una de dulce y otra de agraz. Y en general, el miedo a sufrir hace a sus víctimas incapaces de hacer algo grande en la vida.

Pasando del miedo al victimismo, cuando se sufre existe la tentación de compadecerse a sí mismo, de decirse "pobre de mí", de quejarse más allá de la cuenta. Pero la autocompasión achica el alma y la debilita, aparte de que es molesta para el prójimo. En la vida moral y espiritual, con frecuencia el que se compadece no se exige a sí mismo, o lo hace menos: no se propone metas más altas, no se supera. La autocompasión y la autosuperación son dos actitudes de signo opuesto. Escribe D. H. Lawrence:

> *Nunca vi a un animal salvaje sentir autocompasión.*
> *Un ave congelada en la copa de un árbol se caerá muerta*
> *sin haber sentido nunca autocompasión.*

Hay que quejarse lo menos posible, y ojalá nada. Conviene no hacer tragedia de nuestros problemas y sufrimientos. Más aun, en casi todos ellos suele haber algún punto o algún aspecto cómico, tragicómico, que debemos detectar y aprovechar con sentido del humor, para convertir en comedia la posible tragedia. Nunca falta de qué reírse, dice la sabiduría popular, y el primer objeto de risa es uno mismo. Saber reírse de sí es cosa sana y, llegado el caso, santa.

Debemos a santa Teresa de Jesús este excelente ejemplo de humor en la adversidad. Camino de una de sus fundaciones, el carromato en que iba debió vadear un río, que a causa del temporal resultó más crecido y profundo de lo que parecía. El carromato volcó con todas sus monjas dentro, y ella se encontró chapoteando en el agua y enredada en sus hábitos. Entendió que el Señor le decía:

«Teresa, así trato yo a mis amigos». Y ella, capaz como era de bromear con Dios mismo, le respondió: «Por eso tienes tan pocos, Señor».

Por esos mismos años, santo Tomás Moro fue condenado a muerte, por oponerse al divorcio de Enrique VIII y a su autodesignación como cabeza de la Iglesia de Inglaterra. Seguía así los pasos de san Juan Bautista, decapitado por oponerse a la relación adúltera de Herodes con Herodías. Pero al parecer lo hizo sir Thomas con más sentido (inglés) del humor.

Cuando salía de la torre de Londres con rumbo a la decapitación, Moro pidió su abrigo porque, dijo, él entregaba su vida, pero no estaba dispuesto a resfriarse en el camino. Cuando ascendía al cadalso, pidió a su verdugo que le ayudara a subir, porque de bajar ya se encargaría él mismo. Y luego, cuando se hubo arrodillado para exponer la cabeza al hachazo, indicó al verdugo que su barba le había crecido durante la prisión, y que al cortarle el cuello tuviera cuidado de no dañarla, porque ella era inocente; y con su propia mano la puso a salvo. Esto es lo que llamaríamos humor heroico.

Algunas personas que han sufrido prisión injusta por largo tiempo, incluso sobrevivientes de un campo de exterminio, cuando cuentan sus peripecias, insertan a veces algún episodio gracioso, una jugarreta a sus guardianes, un truco para obtener más ración de una detestable sopa, o algo así. Viktor Frankl, el famoso psicólogo, sobreviviente del holocausto, cuenta algunos sucesos de ese tipo. Y durante la guerra civil española, estando san Josemaría en frecuente peligro de muerte, contagiaba su buen humor en ambientes donde reinaba el pánico, para que se aliviaran. Y en su correspondencia, escrita en clave para burlar la censura, introducía constantes humoradas.

Reírse de sí mismo es siempre un gran recurso, pero más en medio de una prueba. Descomprime las situaciones de aprieto; equivale a decirse —o decir a otros—: No es para tanto. Entre la queja y el humor, la elección es clara. Y cuando se ríen de uno por algún detalle ridículo —todos tenemos alguno o más de alguno—, unirse a la risa de los demás con la propia es un buen síntoma de humildad y de caridad. Recojo esta que parece letra de tonada:

> *Quien se ríe*
> *de sí mismo*
> *es el campeón de la risa,*
> *pues no hay nada más risible*
> *que uno mismo,*
> *que uno mismo.*

Volviendo a la queja y la autocompasión, hay males mayores que piden un conveniente desahogo, parte esencial del necesario duelo de la pena. Soltar la pena que se lleva dentro, describir incluso los detalles de su causa, airearlos ante una persona de confianza, es el primer paso de su liberación. Al contarlo se *objetiva* la pena; al guardar silencio, el episodio penoso tiende a seguir dando vueltas en la memoria. Leemos en *Macbeth* estos versos de Shakespeare:

> *Dad palabras al dolor; el dolor que no habla*
> *gime en el corazón hasta que lo quiebra.*

Pero un desahogo tal es muy distinto de la quejumbre, es decir, de la mala costumbre de andar contando los achaques de salud, los aprietos económicos, los agravios recibidos, las aflicciones y los infortunios a quien quiera o pueda oírlos, incluso a quien tal vez no tenga ningún interés en ellos. El propio estado de salud es rara vez un tema apasionante para los demás.

Es penoso, en forma especial, el caso de quienes se quejan de lo que deberían bendecir: de las pruebas que el Señor les envía para su bien. Por contraste, es admirable la entereza de tantas personas que han sufrido enormes calamidades —accidentes invalidantes, tragedias familiares, horribles humillaciones, fracasos o despojos espantables—, sin haber salido de sus labios una sola queja, porque se han sobrepuesto a ellas con fe y con amor. Quienes no hemos experimentado desastres o desgracias de esa magnitud nos deberíamos avergonzar por nuestras quejas, por nuestros reclamos dirigidos al Señor a causa de pequeñeces y menudencias.

Hay quienes argumentan a Dios que podrían servirle mejor sin tales o cuales limitaciones o adversidades. Viene al caso la fábula de la paloma que, si pensara, creería que puede volar mejor sin la resistencia del aire: en el vacío. Pero sin aire, ella no podría volar en absoluto: ella vuela gracias a la gravedad y al aire en que mueve sus alas. Una figura parecida es la del ave de altos vuelos que se queja del peso de sus alas: sin ese peso ella tampoco volaría. Se sirve mejor al Señor gracias a los obstáculos o dificultades que Él interpone en nuestro camino.

Los hábitos lastimeros y las quejumbres pueden ser una falta de caridad hacia los oyentes, y también una falta de humildad, porque el dolor se ofrece mejor a Dios cuanto más escondido pase a los ojos del mundo. Debe evitarse la exhibición del sufrimiento, que bien puede ser vanidad, según aquella palabra del Señor, que pide no saber «tu mano izquierda lo que hace tu derecha»: para que la virtud «quede en lo oculto» y la recompensa se reciba solo de nuestro Padre del cielo (Mt 6, 3-4).

El que hace saber a medio mundo sus penas se cuenta entre aquellos «que ya recibieron su recompensa» (6, 5). ¿Qué recompensa? Una bien insignificante: la lástima, el "prestigio del dolor", la conmiseración de unas pocas personas, que por lo demás se olvidan prontamente del asunto.

En el extremo opuesto de la autocompasión, y más aun de la llamada "victimización", está el más santo de todos los dolores, el del arrepentimiento: el dolor por los pecados cometidos, con el propósito de enmienda, tal como se da en el sacramento de la Penitencia o confesión.

Este dolor, muy distinto del mal de los escrúpulos de conciencia, y mejor si es dolor *de amor* o "contrición", es tan alto y tan necesario por su relación directa con los dolores de la Pasión de Cristo, que sufrió lo indecible por todos los pecados del mundo al hacerlos *suyos;* y porque él mismo, en cuanto resucitó de entre los muertos, instituyó el sacramento de la Reconciliación. Además, en cualquier instante o circunstancia del día, nos viene bien a los pecadores realizar actos de contrición y desagravio. Este de Lope de Vega es expresivo:

Si lágrimas, si voces pueden tanto,
quien llora sus pasados desatinos
da al cielo gloria, y al infierno espanto.

No debe buscarse en los demás el consuelo que solo en Dios se encuentra. El sacrificio debe ser oculto y pudoroso; en ese sentido habla Régamey de una "castidad" del dolor. El enfermo puede sentir la tentación de ostentar su mal, de hacer notar su estado de salud, de carraspear en forma notoria por un simple resfrío, de poner cara de dolor, o incluso de entregar su informe médico al interlocutor cada vez que puede. ¿Qué pretende un enfermo con esa locuacidad? Tal vez ser encomiado o compadecido o consolado. En cambio, la discreción y el recato en estos temas ayudan a ofrecer solo al Señor esas dolencias.

4. La resiliencia y la humillación

Llamamos hoy con un nombre nuevo a una realidad de siempre: la resiliencia, término tomado de la capacidad de los materiales para recobrar su forma tras un choque o torsión. En lo humano, resiliencia es la facultad de restablecer con prontitud el estado natural después de una alteración dolorosa. Hay que recuperar cuanto antes el ánimo y la mente cuando se han visto golpeados por un acontecimiento lastimoso de cierta magnitud.

Ese rescate de la normalidad encuentra un eficaz apoyo en la vida de oración, y en el abandono del alma en las manos de Dios. No es positivo quedarse prendido de penurias pasadas, sobre todo las del rechazo amoroso, que tanto afecta a los adolescentes. La intensidad del trabajo y de las ocupaciones diarias, y el efecto positivo de la rutina, crean una especie de muro de contención frente a los recuerdos dolorosos. Y más en general, la resiliencia ayuda a vivir así: al día. Es la meta que nos propone Jesús: «Le basta a cada día su propio afán» (Mt 6, 34).

Encontramos en el Antiguo Testamento, por boca del profeta Jeremías, una exhortación divina dirigida al pueblo de Israel cuando fue deportado a Babilonia por sus pecados. Andaban los exiliados con el ánimo por los suelos, y Jeremías les envió lo que podríamos designar como una llamada a la resiliencia: les ordenó que en esa tierra extranjera depusieran su pasividad, que se animaran, que construyeran sus casas y huertos, que celebraran sus bodas y que ellos y sus hijos se multiplicaran, y en suma que prosperaran, porque el Señor los quería fuertes cuando volvieran del exilio (Jr 29, 1-7).

Personajes famosos han debido recuperarse de grandes fracasos o dificultades para conseguir sus metas. La vida de Winston Churchill fue, en lo político y en lo militar, una sucesión de triunfos resonantes y de penosos fracasos, que lo hundían en la depresión. De cada uno de estos debió reponerse con gran esfuerzo, para perseverar en la defensa de Europa y de su país.

Helen Keller quedó ciega y sorda de por vida antes de cumplir los dos años, con mínimas posibilidades de comunicarse. No obstante, llegó a obtener un título universitario, fue activista de diversas causas, escribió varios libros, y viajó por medio mundo en defensa de los discapacitados. Un famoso poema de Quevedo expresa bien, por contraste, la situación de quien *no* se ha repuesto; en este caso, de los males de su patria:

Miré los muros de la patria mía,
si un tiempo fuertes, ya desmoronados (...)

Vencida de la edad sentí mi espada
y no hallé cosa en que poner los ojos
que no fuese recuerdo de la muerte.

En otro orden —el de la gracia—, santa Josefina Bakhita fue una esclava sudanesa que perteneció a cinco dueños distintos, que la maltrataron y torturaron, hasta caer en manos de una familia italiana benigna que vivía en Sudán. Gracias al cariño que por primera vez en su vida recibió entonces, su capacidad para reponerse de ese horrible pasado fue admirable. En Venecia conoció a Cristo e ingresó en una congregación religiosa. Asumió entonces la misión de recorrer Italia dando conferencias, y murió serenamente tras una larga y penosa enfermedad.

Y san Pío de Pietrelcina ("el Padre Pío") recibió del Señor dones místicos extraordinarios, entre ellos los estigmas en sus manos y pies, y fue venerado por el pueblo, pero sufrió grandes persecuciones, y fue sancionado por las autoridades eclesiásticas durante cuarenta años, mientras él callaba, obedecía y oraba. Después de esas grandes pruebas, la Iglesia reconoció públicamente su santidad. Y no son pocos los casos de santos que mostraron una resiliencia heroica durante y después de grandes calumnias e incomprensiones, incluso las de quienes primero debían comprenderlos.

Quien se sienta derrotado en la vida, ya sea por adversarios poderosos, ya por el fracaso de sus proyectos más queridos, ya por las fuerzas del mal o de la naturaleza, hará bien en considerar el "fracaso" humano de Jesucristo, que después de casi tres años de predicación y de milagros fue escasamente entendido por los suyos, vencido por sus enemigos, condenado por la autoridad religiosa de su pueblo, y crucificado como impostor y blasfemo. Pero la persona derrotada, si quiere salir adelante, necesitará también unirse a Cristo en su resurrección gloriosa, que es la fuente de toda esperanza en nuestra victoria final, y la raíz de nuestros resurgimientos presentes.

Querer triunfar en la vida es un impulso que está en nuestra naturaleza. Su carácter positivo o negativo depende, por supuesto, de su objeto. Lo que llamamos "exitismo", pasión por el éxito mundano, es un anhelo desordenado; es una de esas idolatrías modernas, que a semejanza de las otras —adoración del poder, del placer, de la raza, del Estado, del dinero, etc.— es incompatible con la adoración del único Señor. El fracaso, en cambio, suele ser una adversidad que nadie desea, pero que, una vez ocurrida, llama a una pronta recuperación. Muestra un alto espíritu Rabindranath Tagore, el poeta indio, cuando escribe:

No quiera yo, Señor, que me regales
tus dones soberanos en mi triunfo
sino tu mano amiga en el fracaso.

Hablamos de recuperarse de adversidades *reales*. Ni qué decir tiene que no agradan al Señor los sufrimientos imaginarios, de los cuales hemos referido ya algunos casos. Ellos deben ser evitados a toda costa, porque no es bueno sufrir en vano. ¿Cuáles son esos sufrimientos, que no proceden de la divina Providencia sino de nuestra propia miseria? Son los escozores que provienen del amor propio herido, de la vanidad, de la susceptibilidad, de la envidia,

231

de los sueños de grandeza, de la preocupación por el qué dirán; del estar peleado con otros, del no perdonar, de la victimización o, en el mejor de los casos, de la complejidad mental, o de los excesos de la propia fantasía. De todos esos males escribe Borges:

Si pudiera volver a vivir
tendría más problemas reales y menos imaginarios.

En el orden del trato social cotidiano, la susceptibilidad es una sensibilidad excesiva y desordenada por lo que otras personas han hecho o dejado de hacer con uno, han dicho a uno o a otros acerca de uno, o incluso han pensado o dejado de pensar sobre la propia persona. En el castellano antiguo y en ciertas regiones actuales del idioma —en Chile, por ejemplo— se habla de "estar sentido", que significa algo parecido a quedar *resentido* con otra u otras personas, a causa de esas menudencias arriba mencionadas.

Cuesta poco entristecerse por esas bagatelas o minucias, que en el fondo vienen del amor propio herido, y que deben ser desterradas a toda costa, porque casi siempre son vanas —vanidosas—, superfluas cuando no imaginarias, y molestas para los demás, que se ven obligados a tratar "con pinzas" a la persona susceptible, para que no se hiera.

Entre esos padecimientos imaginarios se cuentan de modo especial los "rollos", las complicaciones de cabeza, los pensamientos que dan vueltas y vueltas en la mente, el repaso insistente del pasado, los escrúpulos de conciencia, etc., cuando no tienen otro motivo que la aprensión, la falta de humildad y de sencillez, la susceptibilidad... Ese

232

quedarse pegada la mente en sus propios círculos internos es algo vano, porque no tiene fundamento real o proporcionado. Salvo caso de enfermedad (trastorno obsesivo compulsivo), esas marañas y embrollos mentales entran en la categoría del sufrimiento imaginario, que debe ser vencido con la fuerza de la humilde simplicidad de espíritu, y con el control de los propios pensamientos.

Dentro de esa misma categoría, y con mayor razón aun, entran los que podríamos llamar "problemas de lujo". Son los que suelen afectar a quienes poseen demasiados bienes. Recordemos la palabra de Jesús acerca de no preocuparse ni siquiera por los bienes básicos de la vida: qué comer, qué vestir (Mt 6, 25), inquietudes que afectan a los más indigentes. Es penoso que esas preocupaciones aflijan en sentido *inverso* a los más ricos: con qué automóvil reemplazaré el actual, dónde invertiré tal dinero, cómo vestiré para tal reunión, qué haré el fin de semana, qué me pondré mañana, qué (exquisitez) dispondré para la cena de esta noche, etc. Leemos en la Escritura: «Dulce es el sueño del trabajador, pero la opulencia no deja dormir al rico» (Qo 5, 11).

Parece un chiste que los problemas de los acaudalados puedan preocupar más que aquellos de los menesterosos. Y más alegres pueden vivir estos que aquellos. Así lo describe Ezra Pound:

Oh generación de los prolijamente satisfechos
y prolijamente holgados:
He visto pescadores comiendo sus víveres al sol,
Los he visto con sus desastradas familias,
He visto sus sonrisas de oreja a oreja

y he oído sus rudas carcajadas.
Y yo soy más feliz que vosotros,
Y ellos eran más felices que yo;
Y los peces se deslizan en el lago
y ni siquiera tienen ropa que ponerse.

De las humillaciones recordaremos todavía que, cuanto más orgullosa sea una persona, más cantidad e intensidad de ellas sufrirá, y que el humilde raras veces se sentirá humillado. Pero hay atropellos tales de la *dignidad* humana —vejaciones de la persona tratada como una cosa— que una mujer o un hombre, por santos que sean, se sentirán deshonrados o envilecidos. Es la hora de mirar a Jesús traicionado y vendido por un discípulo, contado entre los malhechores, ultrajado y escarnecido, coronado rey de burlas, escupido y clavado en la cruz. En este abajamiento del Hijo de Dios a la condición de gusano (Sal 22, 7), las víctimas de las peores brutalidades encontrarán un principio de paz para sus almas atribuladas.

En los Estados Unidos, una religiosa acudió a un magnate riquísimo en busca de ayuda económica para sus obras de caridad. El hombre le respondió con impertinencia y desprecio y, peor aun, le lanzó un escupo a la cara. Entonces ella, con mucha paz, se limpió la cara con su pañuelo, y le dijo: Esto —el escupitajo— es para mí. Y tendiéndole su mano abierta, le agregó: Esto —la ayuda que pedía— es para Cristo. La impresión que se llevó el multimillonario fue tal, que desde entonces se convirtió en un donante incondicional de la obra de aquella mujer. Es que una humildad tan profunda ante la humillación es algo sumamente conmovedor.

El sufrimiento de no ser como se querría ser, en materia de aspecto físico, de cuerpo, de salud, de carácter, de inteligencia, de simpatía, de talentos y capacidades, de educación, de clase social, de prestigio, etc., amarga la vida de muchísima gente, y está en la raíz de la envidia. Vivir deseando la elocuencia de tal persona, la capacidad artística de tal otra, el color de su piel, su don de gentes, su naricilla, su empleo, su etc., es un sufrimiento que se cuenta de lleno entre los imaginarios, porque es vano. No tiene valor alguno; más aun, cuando se trata de dones innatos, esas protestas son casi una ofensa al Creador, porque Él nos hizo como somos y no de otra manera. Es penoso vivir mirando al lado, vivir comparándose con otros; ese camino lleva a la envidia, y la envidia a la tristeza. Escribe Dante:

> *El castigo para los envidiosos*
> *es el cerrar sus ojos y coserlos*
> *con alambres de hierro.*

La paz del alma consigo misma y con su propia hechura es una obra de la fe y de la humildad, porque con ellas se acepta *ser como se es*, como lo hizo a uno el Creador. La forma básica de la humildad es esta: la plena aceptación de sí mismo, con todas las deficiencias que uno tenga. Aceptar lo mejor de sí mismo en materia de cualidades —sin exageraciones— es bien fácil; la humildad está en aceptar lo que a uno le disgusta de sí mismo. Es muy difícil conseguirla sin Cristo Jesús, que siendo Dios se abajó hasta «la forma de siervo» (Fil 2, 7).

Se quita un peso grande de encima el que consigue esa conformidad consigo mismo y no anda midiéndose con el vecino, ni envidiándole sus cualidades. En su elogio de la *Vida retirada*, fray Luis de León describe así la libertad del que dejó atrás los deseos vanos:

Vivir quiero conmigo,
gozar quiero del bien que debo al cielo
a solas, sin testigo,
libre de amor, de celo,
de odio, de esperanzas, de recelo.

El autor de esos versos es un fraile, y la vida laical en medio del mundo es distinta, pero su espíritu de modestia es análogo. Cuando el desprecio, el fracaso, la pobreza o la enfermedad parezcan reducir nuestra personalidad misma, y condenarla al olvido de nuestras antiguas amistades, tendremos presente aquello que fueron a decir a Juan el Bautista: que sus discípulos se iban todos con Jesús. Y él contestó: «Conviene que él crezca y que yo disminuya» (Jn 3, 30). Cuesta mucho esa disminución personal, pero la ofreceremos a Cristo pidiendo que él crezca en los espacios que antes ocupaba nuestro propio yo, lo que significa una ganancia neta.

Los que por cualquier razón viven encerrados —en sus casas, en un asilo o un hospital, en la cárcel—, hallarán consuelo al recordar a san Juan de la Cruz, cautivo durante meses en una oscura y pestilente mazmorra por la causa de la reforma del Carmelo; a santo Tomás Moro, prisionero en la torre de Londres por fidelidad a la Iglesia y a la ley de Dios; a san Maximiliano Kolbe y a Edith Stein (santa Teresa Benedicta de la Cruz), encerrados en sus respectivos campos de concentración durante la segunda guerra mundial por su fe y su amor al prójimo.

Ellos y tantos más se han acercado a la forma suprema de la *libertad en cadenas*, es decir, a Cristo inmovilizado en la cruz por los clavos de nuestra redención. Hasta el menor movimiento le era imposible, porque aumentaba un dolor ya inmenso; no podía "hacer" nada en el mundo. Él, que como Verbo de Dios era omnipotente, no podía moverse ni un centímetro, porque lo clavaban a la cruz nuestros pecados. Pero nadie ha sido jamás tan libre en su máxima constricción como ese crucificado del Gólgota.

Cristo es la epifanía de la libertad en el mundo. Y en su seguimiento, aunque aquellos hombres y mujeres que acabamos de mencionar estaban privados de su libertad en términos físicos y legales, alcanzaron los más altos grados de la libertad humana, por el amor a Dios con que sufrían su respectivo encierro o inmovilidad.

Cuando toca vivir y trabajar en un rincón «donde toda incomodidad tiene su asiento y donde todo triste ruido hace su habitación» (Cervantes), es decir, en un cuchitril de mala muerte, será la hora de recordar a ese predicador errante que solo tuvo el pan, techo y abrigo que le ofrecía la hospitalidad de sus benefactores, como Simón Pedro en su casa de Cafarnaúm, o Lázaro y Marta y María de Betania en su hogar de Betania (Lc 10, 38), o Zaqueo en su casa de Jericó (Lc 19, 6-7); porque él no tenía dónde reclinar su cabeza (Mt 8, 20). Unirse a su indigencia no es algo que nadie busque, salvo los antiguos ermitaños o los frailes mendicantes, pero cuando se cae en el confinamiento o en el desamparo del encierro, no se puede desaprovechar el privilegio de unirse a su paradójica riqueza.

Verse forzado a salir de la tierra patria y vivir en tierra extraña es una dura prueba, y más cuando se ignora su duración: se vive como desarraigado y suspendido en la incertidumbre. Algo así debió ocurrirle a la sagrada Familia en Egipto (Mt 2, 13-15), y bajo su protección estarán quienes la invoquen en el exilio. Muchos siglos antes, el entero pueblo de Israel había sido deportado a Babilonia, y su aflicción quedó plasmada en las palabras del hermoso salmo 137:

> *Junto a los ríos de Babilonia*
> *nos sentábamos a llorar*
> *acordándonos de Sion.*
> *En los sauces colgábamos nuestras cítaras.*
> *Nuestros captores nos pedíamos que cantáramos.*
> *'¡Cantadnos cánticos de Sion!'*
> *¿Pero cómo íbamos a cantar*
> *un cántico al Señor en tierra extraña?*
> *¡Que se me pegue la lengua al paladar,*
> *que mi mano derecha quede paralítica*
> *si me olvido de ti, Jerusalén!*

Aquel exilio fue larguísimo: de siete décadas. La ansiedad humana por lo incierto del futuro es un fenómeno natural, que con alguna frecuencia llega al rango de sufrimiento, como ocurrió a Israel. Otras veces, sin embargo, se debe solo a una curiosidad malsana por el porvenir, que Dios ha tenido a bien ocultarnos, porque esa ignorancia es conforme a nuestra naturaleza.

En efecto, la vida humana en el tiempo no puede ser sino así: la vida de un presente proyectado en el futuro, futuro que más allá de cierto límite inmediato nos resulta del todo desconocido. Pues si lo conociéramos, la vida tendría algo mecánico, como de actores que representan un papel ya preexistente. Y el ejercicio de la libertad sería problemático en seres que, como nosotros, vivimos y hacemos nuestras elecciones en el tiempo y en el presente, es decir, de cara a un futuro que *no* existe aún.

Es grande el empeño que los seres humanos emplean en escudriñar lo que vendrá, y no es poca la inquietud que suscita su incertidumbre. Viviremos en paz con esa incógnita si seguimos el consejo de Jesús: no estar *preocupados* del mañana, ni siquiera por las necesidades básicas de pan, techo y abrigo: ser como los lirios del campo y como las aves del cielo, que no se fatigan ni hilan, pero la mano de Dios les da el sustento (Mt 6, 25-29). En un mundo que a ratos se vuelve peligroso, cunde el afán de seguridad, el "segurismo", que empequeñece el espíritu de emprendimiento y la audacia, y desasosiega el ánimo. Los creyentes siempre hemos conocido la *insecuritas* de la vida y el riesgo de la libertad, junto con la audacia que viene de la fe.

El deseo desordenado de conocer el futuro ha dado lugar, desde la prehistoria hasta nuestros días, a una multitud de prácticas que, o bien se aprovechan de la ansiedad e ignorancia de mucha gente, o bien se realizan de buena fe pero son supersticiosas y dañinas: la invocación de los muertos —nigromancia—, la observación de las líneas de la palma de la mano —quiromancia—, los horóscopos, la posición de los astros, la suerte de los naipes, el recurso a los llamados videntes, psíquicos, clarividentes, etc.

La Escritura reprueba esas prácticas (Dt 18, 10; 1 Sam 28, 16), porque de hecho los seres humanos desconocemos el futuro, y porque atribuyen a algún método terreno el poder que posee solo Dios en virtud de su omniscencia, lo que es la esencia misma de la superstición. Una persona sensata, y más un cristiano, se mantendrá alejado de estas vanas credulidades.

Si el hombre, dice Jesús, «por mucho que cavile, no puede añadir un solo codo a su estatura» (6, 27), si tal es nuestra impotencia frente a la incógnita del futuro, no tenemos otro recurso que confiar en el Señor del tiempo y de la eternidad, hacer lo que podemos y debemos, abandonar en sus manos lo que nos espera, y vivir tranquilos, en la paz de los hijos de Dios. Gran cosa es vivir así, con auténtica vida de fe y confianza en la Providencia: «No os preocupéis por el día de mañana, porque el mañana tendrá su propio afán. A cada día le basta su afán» (6, 34-35).

Saber vivir *al día* es el maravilloso secreto de la paz interior: abandonar pasado y futuro en las manos del Señor, y vivir en la realidad del presente.

Horacio discurrió, en la Roma antigua, el lema *Carpe diem*, «Disfruta el día», que en su sentido pagano significa estrujar al máximo el placer del momento que pasa, sin pensar en el futuro. Pero más allá de su sentido hedonista —tan vigente en la actualidad—, esa consigna admite también un sentido cristiano: gozar del día que pasa, ocuparse en el día presente con tal intensidad y con tal abandono en la Providencia, que cada jornada rinda al máximo para la gloria de Dios, y que el futuro se deje confiadamente en las únicas manos de quien lo sabe todo y todo lo puede. Lo que Whitman afirma en un sentido no cristiano, tanto más lo podemos decir de la apasionada intensidad de la vida en Cristo:

Es glorioso respirar el aire fresco de la mañana,
extender los brazos, estirar las piernas
y los dedos, disfrutar la libertad que es el vivir (…)
abrazando la alegría a cada paso,
sintiendo el vibrante pulso de la existencia
en cada latido, en cada inhalación.

Una forma esencial de ese modo de vida es el aplomo y el *coraje* frente al futuro. El miedo de lo que *podría* venir, agigantado por la fantasía, la pusilanimidad y la aprensión, debilita las fuerzas del ánimo y del espíritu. ¿Qué magnanimidad, que iniciativa, qué obra grande podrá emprender el que lleva a cuestas esa cruz que no es de Cristo? Hay quienes reconocen a veces que no tienen miedo a la muerte sino a la vida. Encontrarán coraje en la palabra de Jesús que, caminando en la oscuridad sobre el mar agitado, dice a sus discípulos de la barca que creían ver un fantasma: «Tened confianza, soy yo, no tengáis miedo» (Mc 6, 50).

Nos ayudará el rezar con palabras como estas: «Señor Dios mío, en tus manos abandono lo pasado y lo presente y lo futuro, lo pequeño y lo grande, lo poco y lo mucho, lo temporal y lo eterno». Se notará la inclusión del pasado en este abandono: hay personas que llevan lastres de su vida pasada, lastres que pueden ser tan opresivos como las preocupaciones del futuro. Suele tratarse de episodios olvidables que no se olvidan, o de escrúpulos de conciencia, o de agravios que no se han perdonado, o de traumas que nunca se procesaron con un duelo benefactor y, en fin, de fijaciones de la memoria, que también perjudican el ideal de vivir al día.

Es cierto que la voluntad solo tiene un dominio indirecto sobre la memoria. Este dominio "político", no mecánico, significa que para olvidar un recuerdo arraigado y oscuro no basta con querer hacerlo. Pero tampoco se lo llegará a olvidar si la voluntad no pone su parte, y esta consistirá en un abandono más profundo en las manos de la Providencia. Cuando se le pide, Jesús no deja de aliviar esa carga y de hacer suave y llevadera la memoria del pasado (Mt 11, 30).

Diremos, para cerrar este apartado, que con frecuencia los egoístas sufren, los vanidosos sufren, los sensuales sufren, los rabiosos sufren, los avaros sufren, los codiciosos sufren, y esos sufrimientos suelen ser parte integrante de sus defectos morales, y por eso carecen de un valor más alto. A la inversa, los generosos y los humildes sufren pero gozan, los mansos y los castos y los pobres de espíritu gozan, y esos gozos son parte integrante de sus virtudes, y por eso pueden estar llenos de sentido y de valor.

VII.
ENFERMEDAD, VEJEZ Y MUERTE

1. La enfermedad

La salud es un dominio muy sensible de nuestra vida. Así lo muestra el libro de Job, que se inicia con un diálogo entre Dios y el demonio acerca de la calidad moral de este personaje. Dios alaba sus virtudes, y el demonio las cuestiona con este argumento: Job es bueno porque, si bien bendice a Dios incluso cuando ha sido despojado de todo cuanto tenía en la tierra, sin embargo... todavía está *sano*. En cambio, argumenta Satanás, «basta con tocar su carne o sus huesos, y verás como te maldice en tu cara» (2, 4). Cosa que no ocurre, porque cuando Job tiene ya cubierto de llagas todo su cuerpo, no deja de bendecir al Señor, y afirma: «Si aceptamos de Dios los bienes, ¿cómo no vamos a aceptar también los males?» (2, 10).

Esa palabra del Antiguo Testamento, en boca del demonio —toca su carne, y verás si...— retrata bien nuestra propia experiencia: aunque muchas cosas nos importen más que la propia salud, en cuanto el primer aviso de una dolencia orgánica toca nuestra carne —me duele *aquí*, siento algo raro *acá*, qué será lo que tengo—, sentimos una aprensión muy especial, por más que la razón y la fe nos la objeten como desproporcionada. Por eso mismo, la enfermedad es un camino real para la purificación del alma. El despojo de un bien externo, por valioso que sea, no se compara con la afección de un órgano, de un tejido, de un miembro o un sistema del organismo: de este cuerpo que no *tenemos*, como desde fuera de nosotros mismos, sino que lo *somos*. Yo *soy* mi cuerpo.

La enfermedad, en sus incontables formas, es un mal tan penoso como frecuente en la vida humana. Aun en los casos leves es una molestia, pero en los más graves suele ser una dura prueba para el hombre. Incluso más allá del dolor físico, la enfermedad es una cierta enajenación de nuestra capacidad vital: el bloqueo o la reducción de alguna de las funciones orgánicas o de las potencias intelectuales, una disminución de nuestras posibilidades de ser, un estrechamiento de nuestro horizonte existencial, que en suma nos despoja de la integridad de nuestra naturaleza.

No pocos salmos expresan la invocación del hombre enfermo ante el Señor. Así el salmo 38: «No hay en mi carne parte sana; no hay salud en mis huesos. Mis llagas huelen mal. Estoy todo encorvado y encogido; mis entrañas arden de fiebre, y no hay parte sana en mi carne. Señor mío, a ti no se te oculta mi gemido» (4-10). Y también: «Ten piedad de mí, Señor, que no me quedan fuerzas, y mis huesos están todos dislocados. Cada noche riego el lecho con mis lágrimas» (6, 6-7). William Blake ha escrito este extraño poema:

> *Oh Rosa, estás enferma.*
> *El gusano invisible*
> *que vuela por la noche*
> *en el viento que aúlla,*
> *encontró al fin tu lecho*
> *de gozo carmesí,*
> *y su amor tenebroso*
> *te destruye la vida.*

El dolor físico extremo puede invadir la conciencia de tal modo, que apenas deje espacio alguno para el pensamiento y la voluntad. Pero aun ese intersticio diminuto puede bastar para un conato de ofrenda, de expiación, de amor, como suponemos que bastó a los mártires que fueron quemados vivos, crucificados o desollados. En los casos menos drásticos conviene, si es posible, realizar ese acto de ofrenda antes de padecer o, mejor aun, tenerlo ya hecho de manera habitual para toda dolencia posible.

Así como la muerte, también la enfermedad ha venido al mundo a causa del pecado, como nos lo hacen saber sobre todo el libro del Génesis (3, 16-19) y san Pablo (Rm 5, 12). Y por eso mismo, para enfrentar sus dolores o sus impedimentos, nada hay de tanto alivio y de tanto provecho como acogerse a la Pasión de Cristo, «varón de dolores y experimentado en el sufrimiento», porque «él tomó sobre sí nuestras enfermedades y cargó con nuestros dolores», y «por sus llagas fuimos curados», como había profetizado Isaías (53, 3-5).

En su tránsito por el mundo como predicador errante por toda Palestina, Jesús realizó incontables milagros. La gran mayoría de ellos consistió en curaciones de toda clase de enfermedades y trastornos corporales: él devolvió el movimiento a cojos y paralíticos, él restituyó la luz a tantos ojos ciegos, él reintegró la palabra y la audición a mudos y sordos; él dejó limpios a tantos leprosos, él… ¡resucitó muertos!

Esos prodigios estaban destinados a confirmar la fe de sus testigos en él como enviado de Dios: eran un sello divino sobre sus palabras y sobre los misterios que revelaba; pero también eran obras de su gran misericordia hacia los que sufrían tales dolencias y privaciones. Entre nosotros es natural que la persona enferma le pida su sanación, o al menos el alivio de su mal; pero si no lo obtiene, hará bien en pensar que esa enfermedad, padecida con paciencia y fe, glorifica a Dios aun más que su salud. El que así lo entienda no dejará de tener reservada una recompensa singular en el cielo.

Puesto que la salud es un bien, tenemos la obligación moral de cuidarla, de no cometer imprudencias —riesgos temerarios, excesos de cualquier especie, negligencias—, y de buscar su recuperación cuando nos falta. Al mismo tiempo debe evitarse la inquietud excesiva por ella, la aprensión y las solicitudes desproporcionadas.

Nuestro deseo natural es movernos libremente por el mundo, no estar tumbados en el lecho del dolor, o estar encerrados en un hospital. Pezoa Véliz traza con rasgos melancólicos la situación del enfermo que mira el mundo por la ventana del sanatorio:

Sobre el campo el agua mustia
cae fina, grácil, leve;
con el agua cae angustia;
llueve...
Y pues, solo en amplia pieza
yazgo en cama, yazgo enfermo,
para espantar la tristeza
duermo...

Pero no hay melancolía para los enfermos que han unido sus dolencias a la cruz de Cristo.

Grandes santos fundadores sufrieron males serios y dolorosos durante años, e hicieron de ellos un fundamento de su tarea fundacional. Así san Francisco de Asís, san Ignacio de Loyola, santa Teresa de Jesús, entre muchos otros.

Hablamos de enfermedades serias; pero más allá de ellas están esas pequeñas molestias corporales que ya hemos referido, esas incomodidades mínimas que rara vez el organismo deja de darnos: un dolorcillo de nada, una herida insignificante, un malestar de aquí o de allá, una irritación de acullá... Pocos serán los días del varón o de la mujer, en que el cuerpo no dé alguna de esas señas sutiles de su presencia. Si las enfermedades de peso se llevan con reciedumbre, pensemos cuánto más debemos tolerar o simplemente ignorar esas menudencias de la salud. Dice Mistral de las dolencias graves:

Ahora, Cristo, bájame los párpados,
pon en la boca escarcha,
que están de sobra ya todas las horas
y fueron dichas todas las palabras (...)
¡Qué va a tener razón de ser ahora

247

para mis ojos en la tierra pálida!
¡Ni las rosas sangrientas
ni las nieves calladas!

El gran triunfo sobre la enfermedad consiste en pasar a través de sus limitaciones y achaques, dolores y malestares, casi como si estos no existieran, y no por insensibilidad o apatía, sino porque en medio de todos ellos se ha sabido conservar intacta la *psicología de persona sana*, que siente, actúa y —cuando es posible— trabaja como si nada, es decir, como si tuviera salud. Este triunfo rara vez se consigue de otro modo que por la fuerza de la fe, la esperanza y el amor a Dios y al prójimo, es decir, por la gracia de Dios.

Santa Teresa de Jesús sufrió durante casi toda su larga vida grandes enfermedades y dolores corporales intensísimos. «Atada, sin valer nada», dice ella: sin poder hacer nada, decidió tempranamente «no hacer caso del cuerpo ni de la salud», y fue así como, con sus muchas dolencias a cuestas, desplegó por toda España los viajes de esa increíble actividad fundacional, que dejó honda huella en la historia. Cuando estaba muy achacosa o dolorida y debía emprender actividades muy exigentes, decía ella que bastaba «una pequeña determinación» inicial, una «determinacioncilla», y que el resto se arreglaba por el camino. Nos entregó así un formidable ejemplo de *enferma-sana*.

San Juan Pablo II fue un hombre fuerte y sano, pero a poco andar de su extenso pontificado, debió cargar con las varias consecuencias del atentado que por muy poco le cuesta la vida. Y en su última década el *párkinson* le fue minando las energías, pero no mermó su increíble actividad en los cinco continentes, como si fuera el más saludable de los hombres, hasta agotar las fuerzas que le quedaban. Y así el mundo entero lo vio, en sus horas finales, encorvado y desvaídos ya los rasgos de su rostro por la cortisona, pero intentando a toda costa decir algo, aunque ya sin voz, ante la multitud que llenaba la plaza de san Pedro.

San Josemaría y el beato Álvaro, su sucesor a la cabeza del Opus Dei, padecieron enfermedades serias y continuas, pero ellas no les impidieron cumplir su delicada misión con una gran fortaleza, y aun realizar por diversos países sus viajes de catequesis hasta el fin de sus días. Ellos fueron, por decirlo así, los enfermos más saludables que se pueda imaginar, porque sufrieron y trabajaron y sonrieron siempre con una magnífica *mentalidad de sanos*. Dikaioslav ve de esta manera a ese tipo de personas:

No hay enfermo más sano que los santos.
Trabajan como burros, y se mueren
de puro burros y bien estrujados
sobre un montón de paja, el propio lecho
de sus sueños de burro, que han velado
los ángeles del cielo.

Como es natural, el enfermo debe hacer todo lo posible por sanar, y recurrir a cuanto sus medios y la medicina puedan hacer por su curación, o al menos por su alivio. Pero cuando ese recurso encuentra su límite, y se experimenta la sensación de la impotencia humana, entonces la figura perfecta en la que se ampara el alma cristiana es la de Cristo atado a la columna, a lo largo de su flagelación:

las sogas que lo amarran al pilar le impiden todo movimiento, más allá de las propias contorsiones que le producen esos golpes. El flagelado del pilar es la imagen viva de la santa impotencia ante el dolor.

Grande puede ser para el enfermo, en su situación límite, el fruto de ese desvalimiento, que tanto lo acerca a su redentor. «Señor, si es tu Voluntad, haz de mi pobre carne un Crucifijo». Casi heroico, o heroico sin más, será aquel que enferma de gravedad y reza de corazón esta plegaria contenida en *Camino* (775): ofrecer el propio cuerpo a la crucifixión.

Las privaciones o las menguas del sentido de la vista o del oído, o de la memoria, que suelen llegar con la edad, son pruebas especialmente duras, sobre todo por la relativa incomunicación que producen en relación con los demás. Para sobrellevarlas se necesita mucha fe y confianza en el Señor, porque cualquiera de esas carencias se siente como si arrancaran a la persona una parte de sí misma, algo que se percibe como consubstancial con la propia vida. Pero la Providencia ayudará a sufrirlas en paz y, por supuesto, a emplearlas para sus fines superiores.

Los tres grandes patriarcas de Israel fueron Abraham, Isaac y Jacob. La Providencia destinaba a Jacob las promesas que había hecho a Abraham: una descendencia numerosa como las estrellas del cielo, y la posesión de la tierra prometida. Y fue la ceguera del anciano Isaac lo que hizo posible a Jacob, bajo la instigación de su madre Rebeca, engañar a su padre y desplazar de la primogenitura y de la bendición paterna a su hermano Esaú. Tanto la ceguera de Isaac como la astucia de Rebeca y Jacob —un mal natural y otro moral— se integraron en el plan salvífico de la divina Providencia para con los ancestros del futuro Mesías, Jesús (Gn 27, 1-29): era Jacob y no Esaú el hijo de la promesa.

Y en cuanto a la sordera, para un genio musical como Beethoven es difícil imaginar una adversidad mayor que la de perder el sentido de la audición. Durante los últimos veinticinco años de su vida, afectado progresivamente por ese mal, compuso gran parte de su obra: desde la 3.ª a la 9.ª sinfonía, desde la sonata n.º 10 a la 111, desde el 3.º al 5.º concierto para piano. En esos largos años de sufrimiento, Beethoven desarrolló una lucha titánica con su sordera: a partir de cierto grado, debió seguir componiendo con su sola mente. Por eso puede considerarse como un modelo de superación moral de esa dolorosa carencia.

Un caso menos dramático fue el de Jorge Luis Borges, que vivía para los libros —para leerlos y para escribirlos—, y que gradualmente fue perdiendo la vista, sin quejarse, y casi bromeando con su ceguera. Por eso él nos pide lo siguiente:

Nadie rebaje a lágrima o reproche
esta declaración de la maestría
de Dios, que con magnífica ironía
me dio a la vez los libros y la noche.
De esta ciudad de libros hizo dueños
a unos ojos sin luz, que solo pueden
leer en las bibliotecas de los sueños...

El deterioro de la memoria es común con el paso de los años. Y suele pasar que primero se olvidan los recuerdos inmediatos, mientras que permanecen los más antiguos.

En su poema *Hay un día feliz,* Nicanor Parra ha descrito con precisión unas reminiscencias dichosas de la infancia, mezcladas sin embargo con la tristeza de lo ya remoto y perdido, no por la falta de memoria en su caso —al contrario—, sino por la bruma del tiempo transcurrido, que difumina o desvanece los recuerdos:

> *¡Solo que el tiempo lo ha borrado todo*
> *como una blanca tempestad de arena!*

Todos necesitamos del gran bien que es el sueño reparador de cada noche, y que se asocia con muchos otros bienes del día siguiente, sobre todo con el buen ánimo y con las energías para trabajar bien. Son famosas las palabras de Macbeth, en la tragedia homónima de Shakespeare, cuando afirma que después de su crimen «el sueño ha huido de los ojos de Macbeth»: el sueño, dice, «bálsamo del corazón herido, sabroso condimento de la naturaleza, manjar principal del banquete de la vida».

Por eso el insomnio es una prueba que afecta duramente a cualquiera, pero sobre todo a la persona que necesita de toda su lucidez mental, para el cuidado de su familia y para el trabajo bien hecho de la jornada. La anticipación nocturna de que esa lucidez faltará al día siguiente es, como un círculo vicioso, algo que endurece aun más esta prueba. Escribe Walt Whitman:

> *El marido y la mujer duermen plácidamente en su lecho.*
> *La madre duerme, con su hijo bien arropado.*
> *Los ciegos duermen, y los sordomudos duermen.*
> *El usurero que en el día ha planeado trampas duerme.*

Pero yo permanezco en la oscuridad junto a los desvelados
Y a los que duermen con sueños llenos de sobresalto...

Grandes santos, como san Francisco de Sales y santa Teresita de Lisieux, entre otros, padecieron temporadas de insomnio. Quien sufra de este mal hará bien en seguir sus pasos y orar, o al menos intentar hacerlo, ofreciendo al Señor esas noches de vela forzosa, y pidiendo por las intenciones más cercanas a su corazón. Será también la hora de unirse a Cristo en su última noche, la larga vigilia que va desde la oración del huerto hasta el juicio del Sanedrín.

El paciente, el indispuesto, el que no puede valerse por sí mismo, hará bien en pedir ayuda a quien pueda dársela y, a la vez, en no dar molestias excesivas a quienes lo cuidan. Pero el no querer necesitar de esas ayudas, o el negarse a recibirlas de su familia o de las enfermeras, puede ser una forma de orgullo, un vano afán de autosuficiencia, que no cuadra con la condición humana ni con la voluntad de Dios. Es toda una forma de humildad el saber pedir y recibir esas ayudas, y el no dejar de agradecerlas como corresponde.

2. LA VEJEZ Y LA MUERTE

Escribe W. B. Yeats:

Cuando seas viejo y gris, y estés lleno de sueño
cabeceando junto a la chimenea...

En el mismo sentido que la enfermedad, el solo hecho de envejecer es también para el hombre una ruda prueba, y

253

más a medida que la vejez avanza, incluso si descontamos las dolencias y achaques que casi siempre la acompañan. Pero aun sin ellos, el envejecimiento es un gradual *despojo* de las energías, de los gustos y de los bienes que se gozaron antes en la vida. Es el despojo de las expectativas que ya no se cumplirán, de los sueños que ya no se realizarán, quizá del trabajo que llenaba los días y les daba sentido. Vienen entonces los "última vez", los "ya nunca más", como nos recuerda Borges:

> *Hay un espejo que me ha visto por última vez,*
> *Hay una puerta que he cerrado hasta el fin del mundo.*
> *Entre los libros de mi biblioteca (estoy viéndolos)*
> *Hay alguno que ya nunca abriré.*

Con la vejez las fuerzas vitales declinan, el futuro se acorta, las posibilidades del proyecto existencial se estrechan, el "mundanal ruido" —¡el dulce bullicio de este mundo!— se percibe más distante, antiguas amistades ya no están en la tierra o no quedan al alcance, asoma y luego crece la sensación de estar de más, aumenta la dependencia de los otros, y la tentación de sentirse como una ingrata carga para ellos. Esos despojos progresivos, llevados con paciencia, son un poco de purgatorio en la tierra, y deben ser una excelente preparación para el despojo total de la muerte y para el juicio de Dios. Jorge Manrique, el gran poeta, en sus famosas *Coplas* nos recordó siglos atrás

> *cuán presto se va el placer,*
> *cómo después de acordado*
> *da dolor,*

cómo a nuestro parescer
cualquiera tiempo pasado
fue mejor...

Este sentimiento puede ser verdadero o no, pero por lo general es fatigosa la comprobación de no ser ya, en forma irreversible, aquello que uno fue en tiempos pasados, en lo corporal y en lo intelectual. El mismo poeta describe así el hecho:

Decidme: la fermosura,
la gentil frescura y tez
de la cara,
la color y la blancura,
cuando viene la vejez,
¿cuál se para?
Las mañas y ligereza
y la fuerza corporal
de juventud,
todo se torna graveza
cuando llega al arrabal
de senectud.

En ese trance, es natural orar así a Dios con el salmista: «En Ti me he apoyado desde el seno materno; desde las entrañas de mi madre Tú eres mi protector. (…) ¡No me desampares en el tiempo de mi vejez, no me abandones cuando me falten las fuerzas!» (Sal 71, 5. 9). Y lo que Jesús dice a Simón Pedro, en relación con la forma en que había de morir —a su martirio—, es aplicable a todo el que envejece: «Cuando eras más joven te ceñías tú mismo e ibas adonde querías; pero cuando envejezcas, extenderás

255

tus manos y otro te ceñirá y te llevará adonde no quieras» (Jn 21, 18): predicción de su martirio.

El trabajo es tan consubstancial a la vida humana, que la calidad de la vejez depende en buena medida de su presencia o ausencia. Tras la jubilación laboral —o su equivalente en términos de ocupación—, la vida puede poseer todavía una relativa plenitud psicológica y moral cuando no le faltan quehaceres, del tipo que sea: familiares, domésticos, profesionales, recreativos, asistenciales... En cambio el no hacer nada, el mero pasar del tiempo vacío, el abobamiento frente a una pantalla, suelen traer desánimo y tedio a quien todavía es capaz de ocuparse en algo. Y ese esfuerzo laboral será tan santificable como el trabajo más comprometedor de la juventud y la madurez, y lo mismo que este, podrá ser también para la gloria de Dios.

Cosa estupenda es saber envejecer con buen ánimo, con esa particular dedicación a la familia que caracteriza a los abuelos o parientes mayores, con la generosa transmisión de la sabiduría y la experiencia acumulada, con el ejemplo de paciencia y fortaleza que la gente más joven necesita, y con esa madura vida de piedad y de oración que la gracia y los años confieren a las almas. Se cumple así la alta meta que señala san Pablo: «Aunque nuestro hombre exterior se vaya desmoronando, nuestro hombre interior se va renovando de día en día» (2 Cor 4, 16).

No pocas personas afirman que en la vejez lo importante es la "juventud de espíritu", y pintan la ancianidad como una época dorada de sabiduría, de prudencia, de sensatez, de experiencia... Es fácil hablar así cuando se es joven y se sueltan lugares comunes acerca de lo que se ignora. Los ancianos saben que esa suposición de buena voluntad, aunque pueda contener cierta verosimilitud, pasa por alto el peso de los años, de los olvidos y del olvido, de la soledad, de los achaques, del desajuste con un mundo nuevo, y del tipo de muerte que los espera... W. H. Auden, después de describir distintas clases de ancianos, agrega:

No obstante, algo los une:
todos aparecieron cuando el mundo
a pesar de sus males
era más habitable y más hermoso,
y los viejos tenían sus oyentes
y un lugar en la tierra.
Hoy su generación
es la primera en desvanecerse así:
no en casa sino en un pabellón
donde se acumulan fardos indeseables.

A saber, en un asilo. En buenas cuentas, que la vejez es una severa prueba, y más aun cuando se alarga, ya que la expectativa de vida crece y crece en nuestras sociedades. Y los muchos años no producen sabiduría ni "juventud de espíritu", sino bajo ciertas condiciones precisas de salud y de ánimo, y sobre todo de gracia de Dios y de espíritu cristiano: de fe y de esperanza teologal.

Las prestaciones de salud suelen aumentar con la vejez, y cuando son penosas pueden constituir una ofrenda agradable a Dios. Por lo general no lo son, en cambio, los considerables sacrificios desproporcionados —quirurgias, tratamientos mayores— que emprenden algunas personas de edad para evitar o para disimular el envejecimiento estético y verse más jóvenes. El solo hecho de vestirse y arreglarse en forma juvenil tiene, en esos casos, algo de patético. Hay que saber llevar el deterioro del aspecto físico: ese es el sacrificio grato al Señor. Y si aquellos "penitentes de este mundo" son capaces de afrontar esas intervenciones estéticas, con mayor razón deberíamos tolerar otras penalidades de igual calibre por el amor de Dios y del prójimo.

Los pesares del envejecer se llevan tanto mejor, cuanto más se los experimenta como purificación del alma, como preparación para la buena muerte, y como un poco de purgatorio anticipado de cara a la vida eterna. Vivir sin Dios ni fe ni esperanza en el mundo es algo lamentable a cualquier altura de la vida; pero en los años de la vejez, en la cercanía de la muerte, es algo tristísimo. Esos años son, para quien lo necesite, la oportunidad inestimable de una conversión, y quien se negare a ella por una supuesta coherencia con la vida anterior, o solo por el hecho humillante de ser una tardía necesidad, revelaría tal vez poco seso o mucho orgullo, o ambas cosas a la vez.

La muerte no es solo el final de nuestra vida terrena. Ella nos hace sentir su presencia silenciosa y tal vez temible a lo largo de toda nuestra vida. Ella se nos anticipa como la señal más viva de nuestra finitud. Manrique, de nuevo, nos invita a avivar nuestro espíritu y sentir a cualquier edad

cómo se pasa la vida,
cómo se viene la muerte
tan callando,

porque sus pasos son tan sigilosos como inexorables. De esa presencia anticipada nos habla también otro poeta, Rainer María Rilke, en estos términos:

La muerte es grande.
Somos los suyos
y nos reímos.
Y cuando nos creemos
en medio de la vida,
osa llorar la muerte
en medio de nosotros.

La experiencia del tener que morir opera día tras día desde el interior de la propia existencia. El sentido mismo de la vida es puesto a prueba por la muerte que se aproxima. Ella debería interpelar a la persona humana hasta lo más profundo de su conciencia. Al mismo tiempo que se asume como inevitable, ella nos desafía a trascenderla por la fuerza de la esperanza teologal. «La vida no termina, se transforma. Y aunque la certeza de morir nos entristece, nos consuela la promesa de la futura inmortalidad», es decir, de la resurrección de los muertos, nos dice el prefacio de la Misa de difuntos.

La presencia de la muerte dentro de la vida es dolorosa, tanto por su origen como por su desenlace: porque la muerte procede del pecado, y porque ella nos arroja al abismo de lo desconocido; nos arranca de este mundo, es decir, de todo aquello sin lo cual la vida, cualquier forma de vida, nos resulta inimaginable. Ella nos lanza a una dimensión de la realidad que, desde nuestra vida temporal, escasamente podemos concebir. Ella es la puerta que se nos abre hacia aquella forma de duración que no es el tiempo, sino la eternidad.

El tiempo que dura nuestra vida en la tierra se llama "el tiempo de la prueba", "el tiempo del pecado y de la gracia", "el tiempo de merecer". Son los días contados que se nos conceden de cara a la eternidad. «El tiempo es breve», nos recuerda san Pablo (1 Cor 7, 29). Y Quevedo:

> *Ayer se fue; Mañana no ha llegado;*
> *Hoy se está yendo sin parar un punto.*

Algo parecido viene a decirnos Baudelaire en un poema titulado *El reloj*:

> *Tres mil seiscientas veces por hora, el segundo*
> *nos susurra: "¡Recuerda!". Con el tono apagado*
> *de un insecto, el Ahora dice: "Soy el pasado*
> *y he chupado tu vida con este hocico inmundo".*

Ese mismo sentimiento de la brevedad de la vida nos transmite Quasimodo:

> *Cada uno está solo en medio de la tierra*
> *traspasado por un rayo de sol*
> *y de pronto es de noche.*

Cuando la muerte está cerca —la muerte *siempre* está cerca, a un paso—, es la hora de purificarnos del pecado y de sus huellas, y también de esos residuos de soberbia y de sensualidad, de codicia y de egoísmo, de esa mugrecilla que parece estar como pegada a las paredes del alma, y que tras la muerte nos impediría ver la faz de Dios en el cielo.

Supuesta la salvación eterna, ese poso o residuo que no se purificó en la tierra debe purificarse —purgarse, decimos— en el estado que llamamos purgatorio, porque nada sucio puede comparecer ante el rostro de Dios. Así lo expresa Dante:

Corred a refregar vuestra impureza
que a Dios mismo le impide
hacer resplandecer su faz ante vosotros.

Los dolores del purgatorio son muy superiores a todo sufrimiento terreno. Y los gozos de ese estado también son más intensos que todo gozo de aquí abajo, entre otras razones, porque el alma ya se sabe salvada, cosa que nadie sabe en esta vida. Como la época final de nuestros días aquí abajo suele ser más dura de llevar, es imperativa la intención de aceptar como purificación toda incomodidad, todo achaque, toda soledad, todo dolor físico o moral que la Providencia nos depare antes de la gloria del cielo.

Hay creyentes que han sufrido penas enormes, de esas que duran toda la vida, y han encontrado la fuerza para soportarlas en este consejo que han hecho suyo: Estás pasando ahora tu purgatorio anticipado, o una parte grande de él; el Señor recibirá esta desgracia presente como un adelanto de tu purificación futura; Él te abrirá la puerta del cielo con esta ofrenda tuya; lo que sufres hoy es tu purgatorio en vida. ¿Acaso no es aplicable este consejo para todo sufrimiento, incluso si no es tan extremo?

El miedo a la muerte es algo muy natural, pero lo importante no es sentirlo, sino tratar de sobreponerse a él por obra de la fe y la esperanza. Durante la revolución francesa, dieciséis monjas carmelitas, las mártires de Compiègne, avanzaron hacia la guillotina cantando himnos de alegría, con voces que disminuían a medida que rodaban sus cabezas bajo el filo de la cuchilla. Cantaron todas menos una. Era esta una novicia timorata y enfermiza, que se había restado del martirio a causa de un miedo pánico.

Y de pronto, cuando terminaba ya la horrible degollina, se la vio dirigirse también ella hacia el cadalso, serenamente, con la fortaleza que procedía de un enorme vencimiento personal y, por supuesto, de una singular gracia de Dios. Podemos suponer que su martirio fue todavía más grato a Dios que el de sus hermanas. Gertrud von Le Fort nos ha relatado el episodio en su famosa novela histórica *La última en el cadalso*. Escribe W. B. Yeats:

Ni miedo ni esperanza afectan
al animal que muere.
El hombre espera su fin
temiendo y esperando todo;
ha muerto muchas veces
y otras tantas ha vuelto a revivir.

En el mismo sentido, se pregunta Vallejo:

¿Para sólo morir
tenemos que morir a cada instante?

Y todavía, Neruda:

cada día una muerte pequeña, polvo, gusano, lámpara
que se apaga en el lodo del suburbio,
una pequeña muerte de alas gruesas
entraba en cada hombre como una corta lanza...

Esas "pequeñas muertes", si podemos hablar así, nos deben preparar para *la* muerte, la última, la inexorable. La muerte es la fijación definitiva de nuestro destino eterno. Y por eso mismo, el morir es el acto supremo de nuestra vida. No es cosa de andar calculando su cercanía en función de la edad o de la salud: en todo momento de nuestra vida la muerte es inminente. Aunque nos cueste pensar en ella, *mañanear* su enfrentamiento es insensato: es el "extraño desvarío" que dice Lope acerca de Jesús que está a su puerta:

> *mañana le abriremos, respondía*
> *para lo mismo responder mañana.*

Cuando llegue la hora de la muerte y del juicio de Dios, ya no habrá mañana: será demasiado tarde para toda enmienda o conversión. Leemos en la parábola de las bodas: «Y se cerró la puerta. Luego llegaron las otras doncellas diciendo: ¡Señor, Señor, ábrenos! Pero el Esposo les respondió: En verdad os digo que no os conozco. Velad, pues, porque no sabéis el día ni la hora» (Mt 25, 11-13). Escribe Juan Guzmán Cruchaga:

> *Alma, no me digas nada*
> *que para tu voz dormida*
> *ya está mi puerta cerrada.*
> *Una lámpara encendida*
> *esperó toda la vida*
> *tu llegada.*
> *Hoy la hallarás extinguida.*

San Francisco de Sales conversaba con un muchacho al que preguntó por sus planes futuros. —Terminar mis estudios, contestó este. —¿Y después? —Después, trabajar algún tiempo y casarme. —¿Y después? —Después, fundar una familia. —¿Y después? Y así hasta llegar a los años finales. —¿Y después? —Bueno… después… moriré, ¿no? Y tras una pausa de suspenso, la última pregunta, con voz más grave: —¿¡Y después!? El muchacho quedó desconcertado primero, luego asustado, como si nunca hubiera pensado en ese "después", y el lapso de silencio que siguió fue para él de tal intensidad, que "descubrió" la eternidad, por así decirlo, y pudo proyectar por primera vez su vida y su muerte en la perspectiva de lo eterno, bajo la mirada de Dios.

Como los hombres no han podido superar la muerte, dice Pascal, han optado por no pensar en ella. Pero es grande el peligro de llegar a este trance supremo en tal estado de inconsciencia. Y quienes desean morir así, casi sin darse cuenta y ojalá durante el sueño —y todo por ahorrarse el último sufrimiento—, están pensando todavía en lo de acá y no en lo de allá. Me viene a la memoria el dicho: ¡Oh cuán poco lo de acá, oh cuán mucho lo de allá! Si la muerte es el acto más importante de toda la vida, necesita preparación. Una vida buena es, toda ella por completo, una preparación para el buen morir, porque se vive y se muere una sola vez y, como solemos decir, se muere como se vive, como se ha vivido.

La permanente cercanía de la muerte, sobre todo cuando es más perceptible por razones de salud, nos debe ayudar a desprender esas innumerables raicillas que nos atan al mundo, sobre todo las del pecado, pero también las de tantas cosas indiferentes o incluso buenas que, llegado el momento, pueden ser ataduras. Desnudos venimos al mundo, desnudos nos iremos. Escribe Antonio Machado:

Y cuando llegue el día del último viaje
y esté al partir la nave que nunca ha de tornar,
me encontraréis a bordo, ligero de equipaje,
casi desnudo, como los hijos de la mar.

En principio, el ser humano tiene miedo a la muerte, al hecho de morir y a lo que sigue después: el gran salto sobre el abismo, el ser proyectado para siempre hacia lo desconocido y lo inimaginable. En ese sentimiento de temor confluyen distintos factores: orgánicos, psíquicos, intelectuales, espirituales... Pero sea cual sea su elemento psicosomático, el horizonte espiritual del morir —o su ausencia— influye poderosamente en esa expectativa. Cuanto más fe y esperanza teologales se tengan, tanto más serena y apacible será la espera del morir.

Triste será la vida, y más triste la vejez del que, a la vista de la muerte, rechace la esperanza de esa gloria envolvente, penetrante, jubilosa y divinizante, que nos aguarda en el abrazo del Amor de los amores. Triste andará el que crea marchar hacia la nada. Triste porque «nos hiciste para ti, Señor, y nuestro corazón estará inquieto mientras no descanse en Ti» (san Agustín). Serena y aun alegre es, en cambio, la cercanía de la muerte para los que llevan a cabo la palabra de san Pablo: «Si vivimos, vivimos para el Señor, y si morimos, morimos para el Señor; porque vivamos o muramos, al Señor pertenecemos» (Rm 14, 8). Con esta confianza ve Emily Dickinson la hora de la buena muerte:

Es demasiado tarde para el hombre
y demasiado pronto para Dios.
El universo no puede ayudarnos.
Qué acogedor será entonces el semblante
de nuestro Viejo Conocido - Dios!

La impresión que se llevaron los testigos de los últimos momentos de aquel Luis, rey de Francia, quedó bien grabada en su memoria. Recostado en su lecho de muerte, flanqueado por su esposa la reina y por algunos de sus hijos e hijas, y rodeado a distancia por su pueblo que lo amaba, se recuerda su semblante serenísimo y lo apacible de sus últimas palabras. Quien había sido rey y señor principal de este mundo, lo dejaba como si se tratara solo de un cambio de domicilio, con la naturalidad de quien se traslada de una residencia real a otra, dejando en torno una estela de paz inolvidable.

Por contraste, esos agonizantes abandonados que en un asilo o un hospital enfrentan una muerte solitaria y triste —y por desgracia no son pocos en la actualidad—, si tienen fe pueden unirse también a Cristo y morir con él, que no murió en su casa —pues no tenía casa—, ni entre los suyos —que lo abandonaron—, sino como un delincuente común, condenado al suplicio más cruel después de un juicio inicuo. La muerte de esos pobrecillos puede ser más magnífica, a los ojos de Dios, que la del más grande de los reyes.

La soledad es una dura prueba, no exclusiva de la vejez pero frecuente en ella. No me refiero a la soledad voluntaria, que busca a ratos toda persona reflexiva para que se decante la substancia de lo vivido, o para indagar la verdad, o para orar en silencio. La prueba dura consiste en la soledad involuntaria: en la ausencia de esa compañía que todos necesitamos. «No es bueno que el hombre esté solo» (Gn 2, 18), dijo el Señor antes de crear a Eva. Y la sabiduría del mundo exclama: ¡Ay de los que están solos! Así expresa Vallejo aquella soledad:

> *He almorzado solo ahora, y no he tenido*
> *madre, ni súplica, ni sírvete, ni agua (…)*
> *Cómo iba yo a almorzar. Cómo me iba a servir*
> *de tales platos distantes…*

A las clásicas obras de misericordia (Mt 25, 34-36) bien se puede añadir esta: acompañar al que está solo. Y al que así se encuentra, le ayudará pensar en la compañía de aquel al que abandonaron todos, desde el prendimiento en el huerto hasta la muerte en cruz. Y que a un hijo de Dios, por solitario que se halle en la vida, nunca le faltará la compañía consoladora de su Padre del cielo.

La enfermedad final de la vida puede producir maravillas de oración y penitencia. De cara a la muerte, la vida entera tiende a reordenarse. La dolorosa prueba de la vida que se acaba puede y debe ser la última purificación a las puertas de la eternidad. Morir por Cristo, con él y en él, aun en medio del natural apremio del alma, es morir en paz, cumpliendo el acto supremo de expiación por los pecados, y el acto supremo de obediencia a la voluntad del Creador. «Mi alma tiene sed de Dios, del Dios vivo. ¿Cuándo iré y veré el rostro de Dios?» (Sal 42, 3). Oscar Castro siente de este modo la proximidad de la muerte:

Es que ya estamos
más cerca de nosotros.
Es que ya ahueca
su fino pecho Dios para dormirnos.

Ante el sepulcro de Lázaro, muerto ya de cuatro días, Jesús prorrumpió en llanto (Jn 11, 33-35). ¿Por qué lloró, siendo que lo iba a resucitar? Porque era su amigo, porque lo quería, y porque también sollozaban las dos hermanas del muerto, Marta y María. Pero por encima de estos sentimientos, Jesús derramó esas lágrimas ante el *terrible poder* de la muerte. No hay que hacerse ilusiones al respecto; Jesús no despachó la incógnita humana de la muerte con unas pocas consideraciones piadosas, ni tampoco murió él mismo en la cruz con ánimo ligero por saber que resucitaría: Jesús midió bien en su corazón la inmensidad de ese abismo que es la muerte, del abismo que son juntamente el pecado y la muerte, inseparables.

Y lo que él anunció para sí mismo y para todos los hombres no fue la mera inmortalidad del alma, conocida ya por la sabiduría antigua, y que escasamente colma las ansias infinitas del corazón humano. Lo que Cristo anunció fue que resucitaría de entre los muertos, y que en la consumación de los tiempos lo harían todos los hombres: «los que hicieron el bien saldrán para la resurrección de la vida, y los que practicaron el mal, para la resurrección del juicio» (Jn 5, 29).

Y san Pablo llegó a decir que sin la resurrección la íntegra fe sería vana, que los creyentes seríamos los más miserables de todos los hombres; y que la consigna más propia de la vida sería entonces la del paganismo antiguo

(y la del hedonismo de nuestros días): «comamos y beba-
mos, que mañana moriremos» (1 Cor 15, 32).

Llegamos, pues, a un punto en que el sentido de la
vida, el sentido del dolor y el sentido de la muerte —que
son una sola cosa— están enteramente suspendidos del
instante en que Cristo muerto en la cruz se alzó glorioso
del sepulcro, con esa vida infinita de la que esperamos
participar, cada uno en su medida, por toda la eternidad.
«Yo soy la Resurrección y la Vida. El que cree en mí, aunque hubiera muerto, vivirá, y todo el que vive y cree en
mí no morirá jamás» (Jn 11, 25-26). A la hora de morir,
y también antes, a lo largo de la vida, la palabra del cielo
es esta: «Bienaventurados los muertos que mueren en el
Señor» (Ap 14, 13).

Espacios infinitos de gloria están abiertos ante nosotros,
así como abismos de pavorosa tiniebla lo están también. ¡El
cielo y el infierno! Y es el insondable fondo de nuestra libertad el que los decide para cada uno de nosotros por toda la
eternidad. ¡Para siempre, siempre, siempre!

Hace muchos siglos, Francisco de Aldana intentó au-
dazmente describir el paraíso:

Ojos, oídos, pies, manos y boca,
hablando, obrando, andando, oyendo y viendo
serán del mar de Dios cubierta roca.
Cual pece dentro el vaso alto, estupendo
del océano, irá su pensamiento
desde Dios para Dios yendo y viniendo.

«No tenemos aquí ciudad permanente, sino que esperamos la futura» (Hb 13, 14). Esta vida es un suspiro,

un relámpago, un parpadeo ante la eternidad de Dios. Seremos juzgados por el amor, por el amor con que la gracia haya transfigurado nuestros dolores en vida eterna. Y tras la purificación que todavía fuera necesaria, esperamos que «Él enjugará toda lágrima de nuestros ojos, y no habrá ya muerte ni llanto ni lamento ni dolor, porque todo lo anterior habrá pasado» (Ap 21, 4). Y también, «Ni ojo humano vio, ni oído humano oyó, ni pasó por pensamiento de hombre lo que Dios tiene preparado a los que le aman» (1 Cor 2, 9).

CONCLUSIÓN

El objeto de estas páginas no ha sido *explicar* el enigma del sufrimiento humano. Más bien el énfasis ha recaído en su carácter de *misterio*. Hemos tratado de acotarlo, de rodearlo, de vislumbrar su sentido, pero su *fondo* permanece inaccesible para nosotros, tal como ocurre con la propia Pasión de Cristo, que es su culminación suprema.

Ese carácter insondable, sin embargo, no implica una mudez ni una parálisis de la inteligencia. Por el contrario, el misterio del dolor nos ha desafiado a un entendimiento más hondo de sus términos, de su sentido y de su alcance; a una valoración más alta de su poder redentor, y a una aplicación práctica de ese poder en las distintas situaciones dolorosas de la existencia humana.

Por eso, llegados al final de este trayecto, y tras haber ensayado un rápido vistazo a algunos de sus mil rostros, nos queda claro que la respuesta a nuestra pregunta inicial —¿por qué sufrir?— es una aproximación, una sonda lanzada al abismo; pero así y todo podrá ser útil —esperamos— a la hora de enfrentar con luces de arriba los episodios de aflicción que a nadie faltan en la vida. De allí que hayamos tratado de ordenar la enorme variedad de esos padecimientos en ciertos grupos afines, con vistas a su superación moral y religiosa.

Las sagradas Escrituras no esclarecen el sentido del dolor en un solo volumen o pasaje, sino que más bien lo dan a entender en el *conjunto* de todos sus libros. Pero en ellas hay lugares esenciales que concentran la revelación de su origen, su razón de ser y su finalidad. Estos son de modo particular los tres primeros capítulos del Génesis, el libro de Job, los salmos proféticos, las profecías de Isaías, los cuatro Evangelios y sobre todo sus relatos de la Pasión, muerte y Resurrección de Cristo, los capítulos o pasajes de las Cartas de san Pablo sobre la cruz y la vida eterna, y los últimos capítulos del Apocalipsis.

No significa esto que el dolor tenga un sentido circunscrito a la sola revelación cristiana. En la historia de nuestras sociedades occidentales, la luz de Cristo esparce todavía su claridad más allá de la fe explícita, hacia los amplios horizontes de lo "culturalmente cristiano". Es en ese espacio de penumbra donde se divisa también un cierto sentido del sufrimiento. Y más allá de ese círculo, los valores humanos del dolor, que también hemos esbozado en estas páginas, por ser menos radicales están más al alcance de nuestra comprensión. Pero suelen estarlo en virtud de cierta analogía o proximidad con aquel sentido más alto del dolor, que solo en Cristo se nos revela con propiedad.

Ese sentido teologal del sufrimiento se mueve dentro de ciertas coordenadas que pueden enumerarse así: la fe en la divina *Providencia*, el *amor* a Dios y al prójimo, la *expiación* de los *pecados* propios y ajenos, la *purificación* del alma de cara a la vida eterna, y sobre todo la *persona* misma de Cristo crucificado, muerto y resucitado.

La conclusión esencial de nuestra búsqueda del sentido del dolor, puestos a decirla en su forma nuclear y mínima, es esta: solo en la cruz de Cristo encontramos una respuesta al misterio del sufrimiento humano. Fuera de la irradiación del Gólgota hay vislumbres muy notables, hay atisbos interesantes de su significado, pero solo en el patíbulo de la cruz encontramos la revelación de ese *por qué*, que da su título a estas páginas.

Cuando preguntaron a Jesús cuál era el primer mandamiento de la ley de Dios, él respondió así: «Amarás al Señor tu Dios con todo tu corazón y con toda tu alma y con toda tu mente y con todas tus energías (...) El segundo mandamiento es este: Amarás a tu prójimo como a ti mismo. No hay otro mandamiento mayor que estos» (Mc 12, 29-31).

Con esos imperativos expresa Jesús lo único que tenemos que hacer en este mundo, aquello para lo que estamos hechos, la fuerza que ha de animar todos nuestros quehaceres y andanzas en la tierra, aquello que es el sentido mismo de la existencia humana y, por lo tanto, el sentido mismo del sufrimiento, el por qué y el para qué del sufrir. Si existe en el lenguaje humano una palabra que pueda expresar este sentido, esa palabra no puede ser otra que esta: *amor.*

En último término el sentido del dolor es el amor: el amor a Dios y al prójimo.

En vez de situar esta respuesta en el final de la presente obra, podríamos haber partido con ella, para después deducir sus muchas consecuencias. Pero hemos preferido el sentido inverso, más inductivo que deductivo, por una buena razón: para situar primero el problema del dolor en su contexto histórico, para ubicarlo dentro de sus coordinadas esenciales, para hacernos cargo de las posibles objeciones y, sobre todo, para enraizarlo en el contexto de la historia de la salvación, es decir, en su verdadera base y fundamento: el misterio de Cristo, de su Pasión, muerte y Resurrección.

Pero más allá de las cuestiones de método, lo importante ha sido llegar por fin a un esbozo de respuesta de la gran pregunta que plantean estas páginas. Del *por qué* sufrir se ha desprendido, a su vez, el *cómo* sufrir en los trances más amargos de la vida: el cómo padecerlos para agradar a Dios nuestro Señor, para cooperar con la obra de nuestra salvación, para santificarnos y santificar a otros con el dolor, y para hacerlo con la paz y la alegría perdurable de los hijos de Dios.

Estas son las claves del buen sufrir en la vida humana. Se puede sufrir poco o mucho en la vida, pero se sufrirá mejor —con más fruto, con más serenidad y alegría— dentro de aquellas coordenadas. Y por añadidura se sufrirá *menos*, por aquello que hemos dicho de la *cruz sin cruz*, en la huella de las palabras del Señor: «Venid a mí todos los que estáis cansados y agobiados, que yo os aliviaré. Llevad mi yugo sobre vosotros (…) y encontraréis descanso para vuestras almas: porque mi yugo es suave y mi carga es ligera» (Mt 11, 28-30).

A la Virgen dolorosa, fiel y valiente al pie de la cruz donde nos fue dada por madre, le pedimos no tener otra cruz que la de su hijo, ni otro fin que la gloria de su Resurrección.

ESTE LIBRO, PUBLICADO POR
EDICIONES RIALP, S. A.,
MANUEL URIBE, 13-15, 28033 MADRID,
SE TERMINÓ DE IMPRIMIR EN
ANZOS, S. L., FUENLABRADA (MADRID),
EL DÍA 9 DE JULIO DE 2024.